Casuïstiek voor apothekersassistenten

Ik heb ontzettende oorpijn

Casuïstiek voor apothekersassistenten

Ik heb ontzettende oorpijn

S. van der Krogt en A. Starink

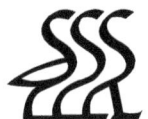

Bohn Stafleu van Loghum
Houten 2010

© 2010 Bohn Stafleu van Loghum, onderdeel van Springer Uitgeverij
Alle rechten voorbehouden. Niets uit deze uitgave mag worden verveelvoudigd, opgeslagen in een geautomatiseerd gegevensbestand, of openbaar gemaakt, in enige vorm of op enige wijze, hetzij elektronisch, mechanisch, door fotokopieën of opnamen, hetzij op enige andere manier, zonder voorafgaande schriftelijke toestemming van de uitgever.

Voor zover het maken van kopieën uit deze uitgave is toegestaan op grond van artikel 16b Auteurswet 1912 j° het Besluit van 20 juni 1974, Stb. 471, zoals gewijzigd bij het Besluit van 23 augustus 1985, Stb. 471 en artikel 17 Auteurswet 1912, dient men de daarvoor wettelijk verschuldigde vergoedingen te voldoen aan de Stichting Reprorecht (Postbus 3051, 2130 KB Hoofddorp).

Voor het overnemen van (een) gedeelte(n) uit deze uitgave in bloemlezingen, readers en andere compilatiewerken (artikel 16 Auteurswet 1912) dient men zich tot de uitgever te wenden.

Samensteller(s) en uitgever zijn zich volledig bewust van hun taak een betrouwbare uitgave te verzorgen. Niettemin kunnen zij geen aansprakelijkheid aanvaarden voor drukfouten en andere onjuistheden die eventueel in deze uitgave voorkomen.

ISBN 978 90 313 7918 7
NUR 891

Onderwijskundig advies: Sink
Concept en tekst: Questgroep
Ontwerp: Studio HdeK

Bohn Stafleu van Loghum
Het Spoor 2
Postbus 246
3990 GA Houten

www.bsl.nl

Inhoud

Inleiding	7
1. Medische achtergrondkennis	9
- Anatomie en fysiologie	10
- Ziektebeelden	18
2. Zorgvraag verhelderen	21
- Recepten	22
- Zelfzorgvragen	29
3. Geneesmiddelen	35
- Medicijnen tegen oorklachten	36
4. Bereiden	41
- Rekenen	42
- Geneesmiddelen tegen oorpijn	45
5. Voorlichting en advies	47
- Instructies voor medicijngebruik	48
- Rollen en relaties	56
6. Administratieve taken	61
- Apotheek Informatie Systeem	62
- Kassahandelingen	64
7. De maatschappij en jij	67
- Organisatie van de gezondheidszorg	68
- Discussies in de samenleving	74
8. Persoonlijke groei	77
- Persoonlijke leerstijl	78

De antwoorden op de vragen die in de diverse hoofdstukken aan bod komen vind je op:
www.agcontext.nl

Inleiding

Wie niet meer kan volgen wat er gezegd wordt voelt zich een buitenstaander. Dat is vervelend. Soms is verstopping van de gehoorgang de oorzaak van het verminderde gehoor. Dat is meestal simpel te verhelpen. Oorontsteking is ernstiger. Het is niet alleen erg pijnlijk maar kan ook leiden tot blijvend gehoorverlies als niet op tijd wordt ingegrepen.

In dit werkboek komen de volgende onderwerpen aan bod:

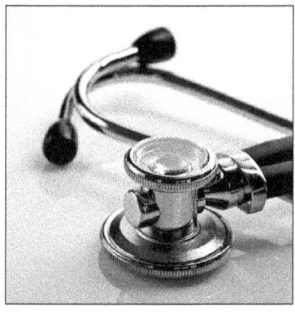

Medische achtergrondkennis
Hoe werkt het oor en hoe ziet het er van binnen uit?
Welke aandoeningen gaan vaak gepaard met oorpijn?

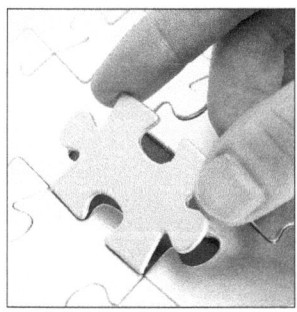

Zorgvraag verhelderen
Wat doe je met het recept dat de klant jou overhandigt?
Wanneer volstaat zelfzorg, wanneer is een bezoek aan de huisarts raadzaam?

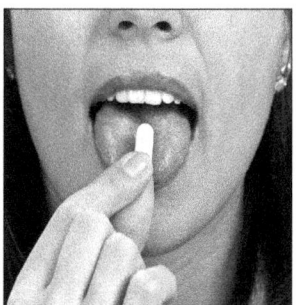

Geneesmiddelen
Met welke geneesmiddelen kunnen oorpijn en hun achterliggende oorzaken bestreden worden?

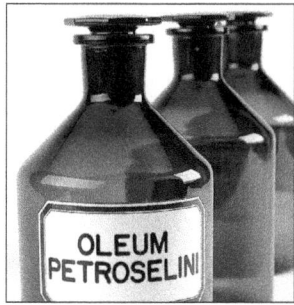

Bereiden
Geneesmiddelen tegen oorpijn die door de apotheek zelf bereid worden.

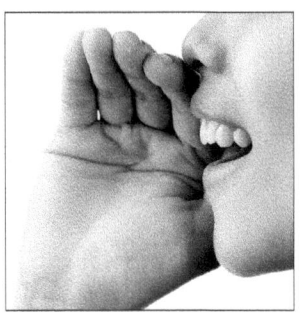

Voorlichting en advies
Wat vertel je een klant met oorpijn en hoe doe je dat?
Wanneer is gedrag aangeboren, wanneer aangeleerd?
Hoe ontstaan rollen en relaties tussen mensen?

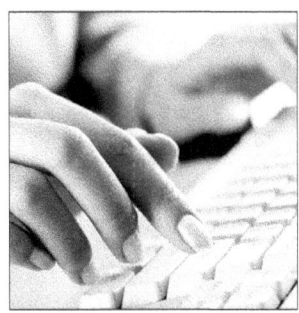

Administratieve taken
Hoe verwerk je de gegevens in het Apotheek Informatie Systeem?
Hoe bereken je de btw?

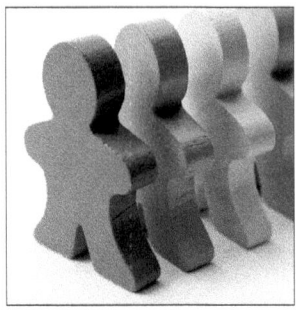

De maatschappij en jij
Wat is mantelzorg en wat complementaire zorg?
Steeds meer jongeren lopen gehoorbeschadiging op. Hoe komt dat?

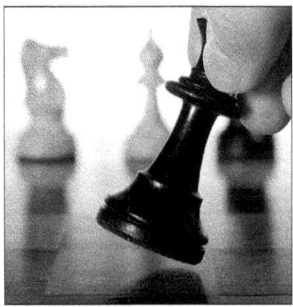

Persoonlijke groei
Wat is jouw leerstijl?

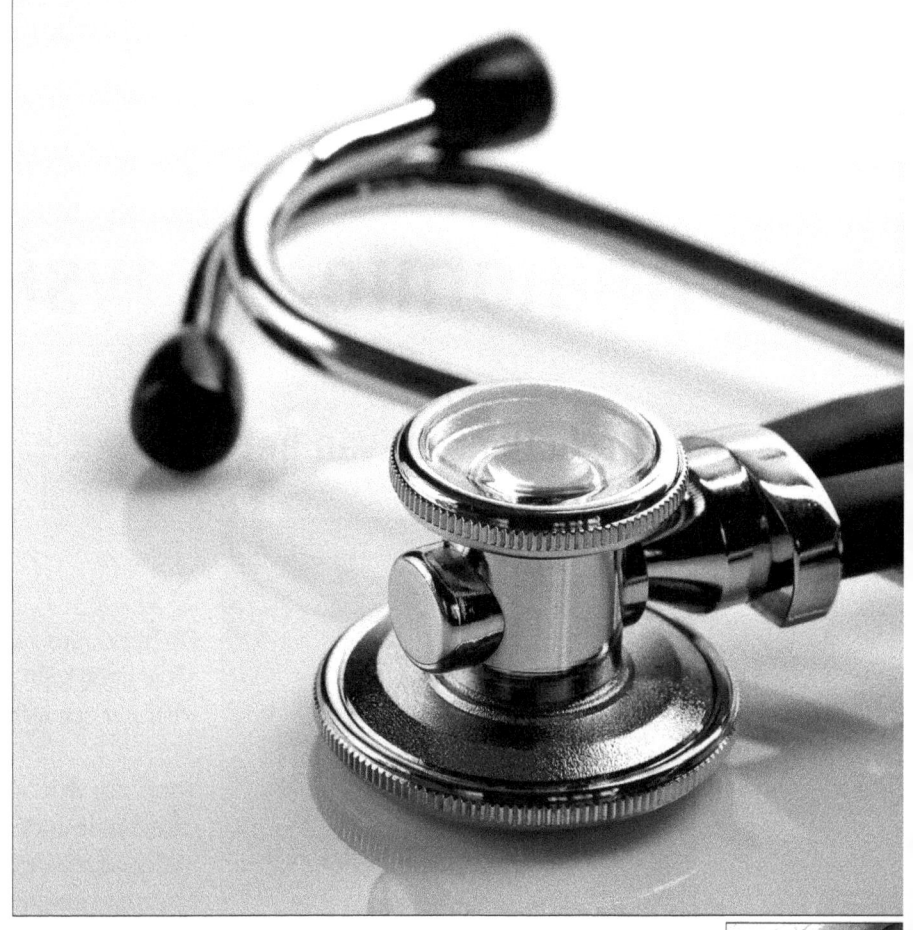

hoofdstuk 1
Medische achtergrondkennis

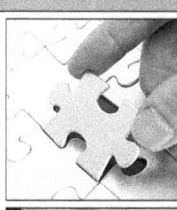
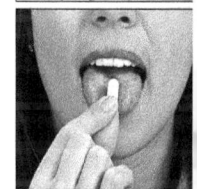
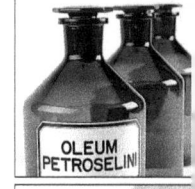
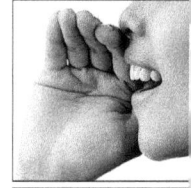
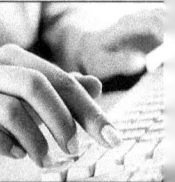
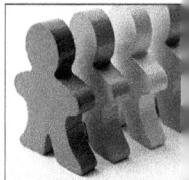
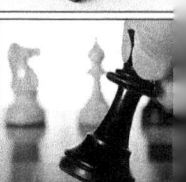

Oren zijn ingewikkelde organen. Ze bevatten piepkleine onderdelen die er samen voor zorgen dat je geluiden waarneemt. Hoog en laag, hard en zacht. Vlakbij het gehoororgaan bevindt zich het evenwichtsorgaan, dat je in staat stelt om voortdurend te bepalen of je rechtop staat en welke kant je op draait. Het evenwichtsorgaan komt echter ter sprake in een ander deel van deze serie ("Ik ben zo duizelig!"), dit deel beperkt zich tot het gehoor zelf.

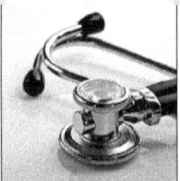

Anatomie en fysiologie

1.1 De buitenkant van het oor

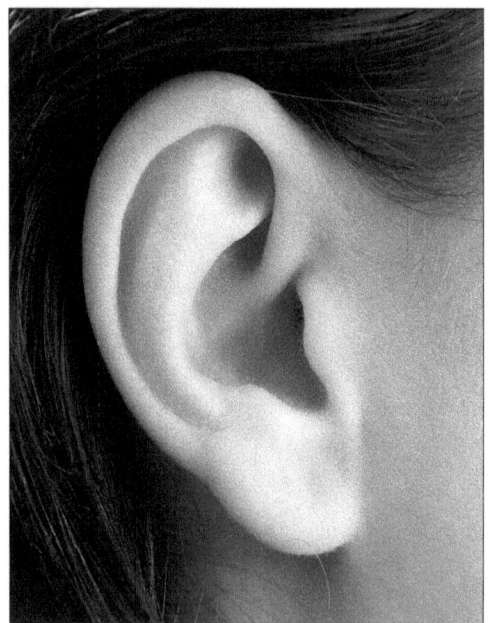

Op het eerste gezicht lijken alle oren op elkaar. Maar als je goed kijkt hebben de oorschelpen bij iedereen weer net een iets andere vorm.

Vorm een drietal. Beurtelings is de een model en tekenen de anderen zijn of haar oor na in onderstaande vakken. Noteer daarbij ook de maten (grootste lengte en breedte), de stand van het oor ten opzichte van het hoofd (plat tegen het hoofd of juist ver uitstekend) en de vorm van de oorlel (helemaal vast aan het hoofd of deels los).

Teken ook je eigen oor na, met behulp van een spiegel, op school of thuis.

Het oor van: **Het oor van:**   **Het oor van:** *mijzelf*

Lengte: Lengte: Lengte:

Breedte: Breedte: Breedte:

Stand: Stand: Stand:

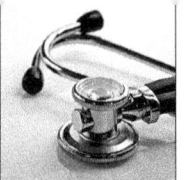

1.2 Richting horen

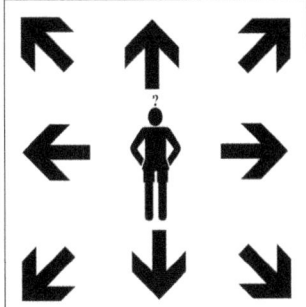

Doordat je oren aan weerszijden van je hoofd zitten kun je bepalen waar geluiden vandaan komen. Je hersenen registreren het tijdsverschil tussen het moment waarop het geluid het rechter- en het linkeroor bereikt. Dat zegt iets over de positie van de geluidsbron.

Zoek samen met een studiegenoot een rustige plek op en voer de volgende eenvoudige proefjes uit.

Proef 1
- Bepaal wie als eerste de proefpersoon is.
- Deze houdt zijn of haar ogen dicht (of doet een blinddoek om, bijvoorbeeld een sjaal).
- De ander gaat achter hem of haar staan en knipt met zijn vingers. Eerst vlakbij het linkeroor, dan vlakbij het rechteroor en vervolgens op verschillende posities daar tussen.
- De proefpersoon wijst steeds de richting aan waar het geluid vandaan komt. Klopt dat?
- Wissel van rol en herhaal de proef.

Proef 2
Herhaal bovenstaand proefje, maar nu met een 'handicap': de proefpersoon houdt een keukenrol (of andere koker) tegen zijn of haar linkeroor.
Waarschijnlijk zal nu vaker een verkeerde richting aangewezen worden. Kun je dat verklaren?

1.3 Voortplanting van geluid

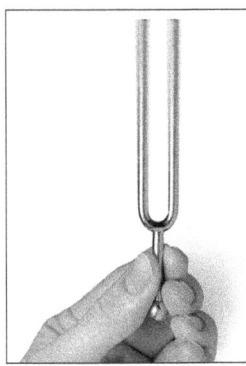

Het is raar om een opname te horen van je eigen stem. Dat komt omdat jij zelf je stem niet alleen van buitenaf hoort (via je oorschelpen) maar tegelijkertijd ook van binnenuit. Het geluid van je stem verplaatst zich namelijk ook via het bot van je schedel. Deze manier waarop geluid je gehoororgaan bereikt heet: *botgeleiding*. Het geluid dat via je oorschelp binnenkomt en het geluid dat via botgeleiding je gehoororgaan bereikt worden bij elkaar opgeteld. Daardoor klinkt het eindresultaat anders dan alleen het geluid dat vanaf buiten binnenkomt.

Met behulp van een stemvork kun je het verschijnsel botgeleiding bewust ervaren.
- Houd de stemvork onderaan vast, tussen duim en wijsvinger.
- Tik ermee op de tafel, houd hem vlakbij je oor en luister naar de toon.
- Herhaal dit maar zet nu het bolletje van de stemvork tegen je slaap of voorhoofd. Merk je het verschil?

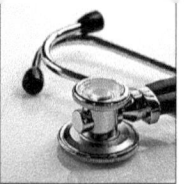

1.4 Geluid

- www.hoorzaken.nl (> geluid)
- www.schooltv.nl/beeldbank (> geluid beweegt)
- www.proto5.thinkquest.nl (> gehoorbereik > het oor: gehoorbereik)

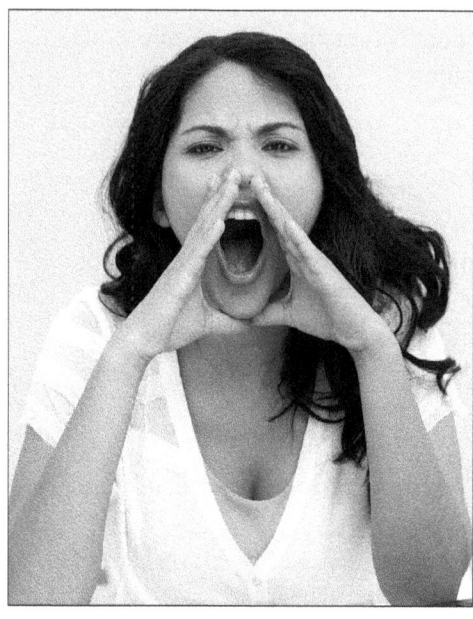

Wat is geluid eigenlijk? Lees de informatie onder de rubriek 'geluid' op www.hoorzaken.nl.
Bij geluid worden 2 begrippen gebruikt: *volume* en *frequentie*. Wat is het verschil daartussen? In welke eenheden worden deze eigenschappen uitgedrukt?

Volume	eenheid

Frequentie	eenheid

Het menselijke oor kan lang niet alle tonen horen, dieren hebben soms een veel gevoeliger gehoor. Zoek op bovengenoemde site op welke toonhoogtes mens en dieren kunnen horen.

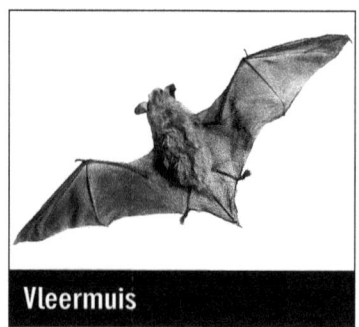

Vleermuis

Laagste toon:	Hoogste toon:

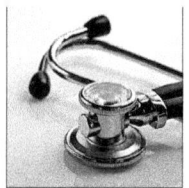

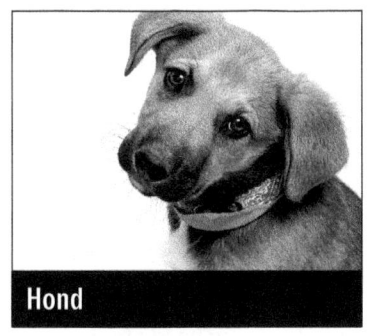

| Laagste toon: | Hoogste toon: |

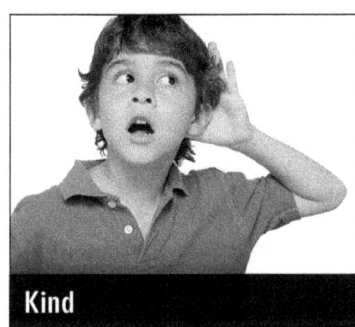

| Laagste toon: | Hoogste toon: |

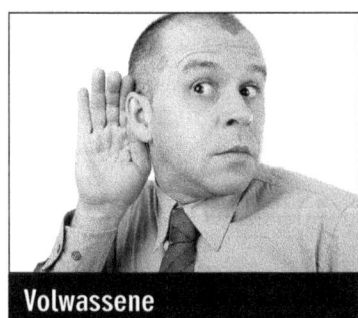

| Laagste toon: | Hoogste toon: |

Het gaat niet alleen om de toonhoogte, maar natuurlijk ook om de geluidssterkte. De gevoeligheid van het gehoor verschilt van persoon tot persoon.
Vorm een drietal en voer het volgende proefje uit.

- Zoek een rustige plek in het gebouw, bijvoorbeeld in een gang of een leeg lokaal.
- Begin te praten, op een constante sterkte.
- De anderen lopen langzaam steeds verder weg en stoppen op het punt waarop ze niet meer kunnen verstaan wat jij zegt. Stoppen ze allebei op dezelfde afstand?
- Is jouw gehoor gevoeliger of minder gevoelig dan dat van je studiegenoten?

- Herhaal de proef tot iedereen de rol van verteller heeft gehad.

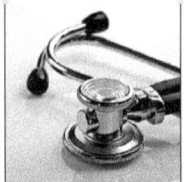

Hieronder staat de sterkte van een aantal vaak voorkomende geluiden.

ervaring	sterkte	bijvoorbeeld
net hoorbaar	10 dB	vallend blad
erg stil	20-40 dB	stille bibliotheek, rustige huiskamer
rustig	40-60 dB	bosgeluiden, 30 m afstand vanaf een rustige weg
indringend	60-70 dB	normaal gesprek, wasmachine
storend	70-80 dB	stofzuiger, brommer, tv die hard staat, druk restaurant
hinderlijk	80-90 dB	wekker, föhn, zwaar verkeer, fluitketel, elektrisch gereedschap
zeer hinderlijk	90-100 dB	passerende vrachtwagen, druk stadsverkeer, schreeuwende mensen, gillende kinderen
zeer luid	100-110 dB	vuurwerk, timmeren, laag overvliegende straaljager
extreem hard	110-130 dB	popconcert, disco, sirene ziekenwagen, klas met schreeuwende kinderen, in iemands oor schreeuwen, motorzaag, mp3-speler voluit, startend vliegtuig
pijnlijk	meer dan 135 dB	geweerschot, raketlancering

Een toename van 10 dB ervaar je als een verdubbeling van de geluidssterkte.
Vanaf 80 dB wordt geluid schadelijk voor je oren. Dan moet je zorgen dat je er niet te lang aan blootstaat. Hiernaast staan de arborichtlijnen ten aanzien van werken in een lawaaierige omgeving:

geluidssterkte	maximale blootstelling
90 dB	8 uur
100 dB	2 uur
110 dB	30 minuten
120 dB	7,5 minuut
130 dB	niet toegestaan

Vergelijk deze tabel met de tabel bovenaan. Zijn er momenten waarop jij langer met zeer hard geluid in aanraking komt dan goed voor je is?

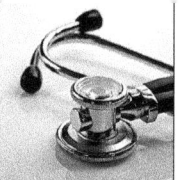

1.5 Bouw en werking van het gehoor

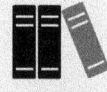 • Basiswerk AG: Anatomie & fysiologie (ISBN 978 90 313 4672 1)
• Merck Manual Medisch Handboek

 • www.schooltv.nl/beeldbank (> oren om te horen)

Om te begrijpen wat er aan de hand is bij oorpijn moet je iets afweten van de bouw en werking van het gehoor.

Vul de namen in van de diverse onderdelen van het gehoor.

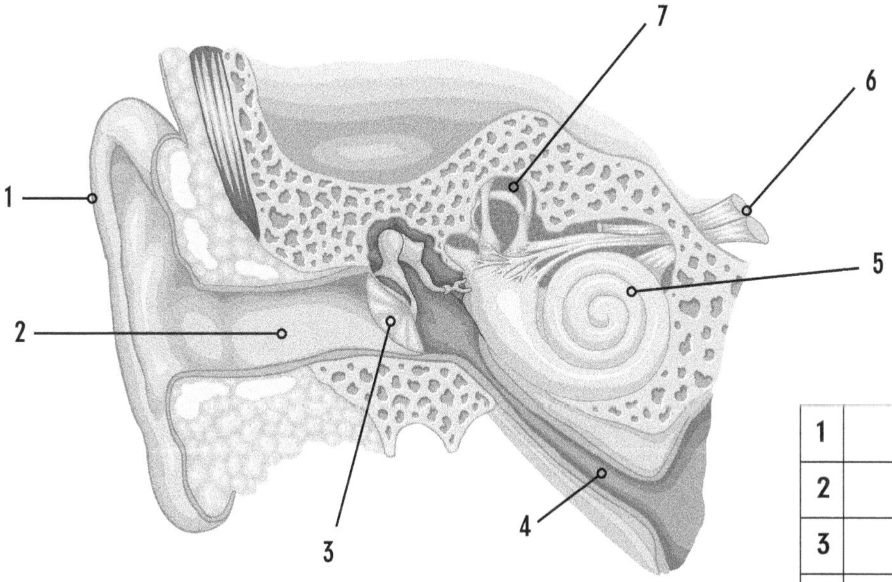

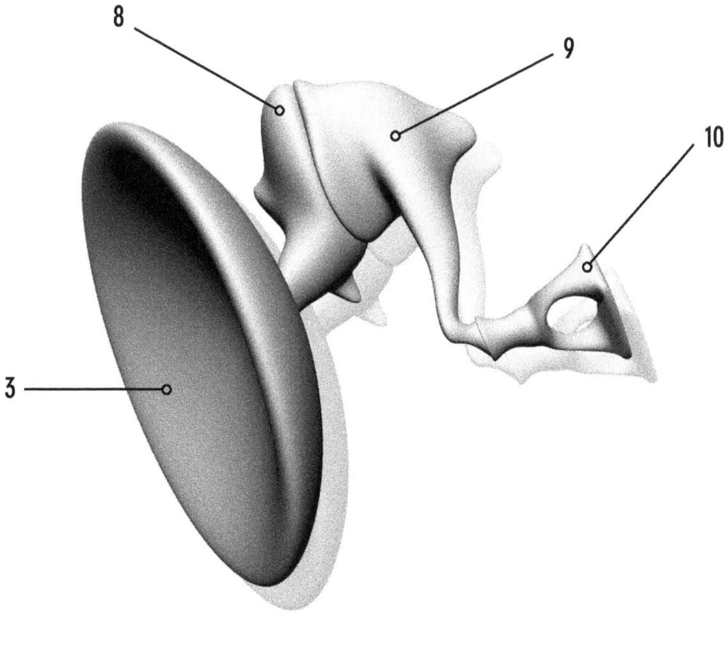

1	
2	
3	
4	
5	
6	
7	
8	
9	
10	

Medische achtergrondkennis

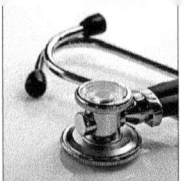

1.6 Vragen

- Basiswerk AG: Anatomie & fysiologie (ISBN 978 90 313 4672 1)
- Merck Manual Medisch Handboek

Zoek het antwoord op de volgende vragen.

1. Waaruit bestaan je oorschelpen?

2. Beschrijf kort wat er achtereenvolgens gebeurt als een geluid de oorschelp bereikt.

3. Hoe heten de 3 gehoorbeentjes van het middenoor? Wat is hun functie?

4. In je oor wordt geluid ongeveer 20x versterkt. Hoe gebeurt dat?

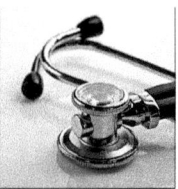

5. In welk onderdeel van het oor wordt het opgevangen geluid omgezet in zenuwprikkels?

6. Hoe heet de verbinding tussen de trommelholte en de keelholte? Wat is het nut van deze verbinding?

7. Waar wordt oorsmeer geproduceerd? Wat is de functie daarvan?

8. Noem een aantal oorzaken waardoor de gevoeligheid van het gehoor kan afnemen.

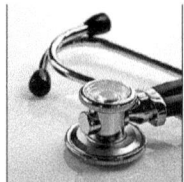

Ziektebeelden

1.7 Aandoeningen

- Basiswerk AG: Farmacotherapie in de apotheek (ISBN 978 90 313 5448 1)
- Merck Manual Medisch Handboek

- www.agcontext.nl (> databank > NHG ziektebeschrijvingen)
- www.rivm.nl (> ziekten en aandoeningen)
- www.artsennet.nl/kenniscentrum.htm

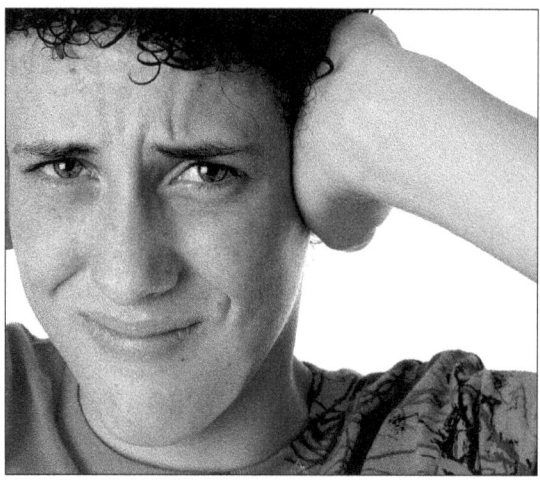

Aandoeningen aan het oor zijn vaak pijnlijk en kunnen leiden tot (tijdelijke) doofheid. Omdat het evenwichtsorgaan vlakbij zit kan ook duizeligheid optreden.

Veel voorkomende oorproblemen zijn:

- gehoorgangontsteking (otitis externa)
- middenoorontsteking (otitis media)
- verstopt oor
- trommelvliesperforatie
- oorsuizen

Zoek voor bovenstaande aandoeningen op:
- Waardoor wordt deze aandoening veroorzaakt?
- Welke klachten kunnen optreden?
- Wat zijn mogelijke gevolgen van deze aandoening?

Noteer je bevindingen met steekwoorden in het schema op de volgende pagina's.

	Otitis externa	Otitis media	Verstopt oor
Oorzaken			
Symptomen			
Mogelijke gevolgen			

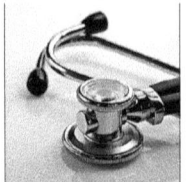

	Oorsuizen	Trommelvliesperforatie
Mogelijke gevolgen		
Symptomen		
Oorzaken		

Medische achtergrondkennis

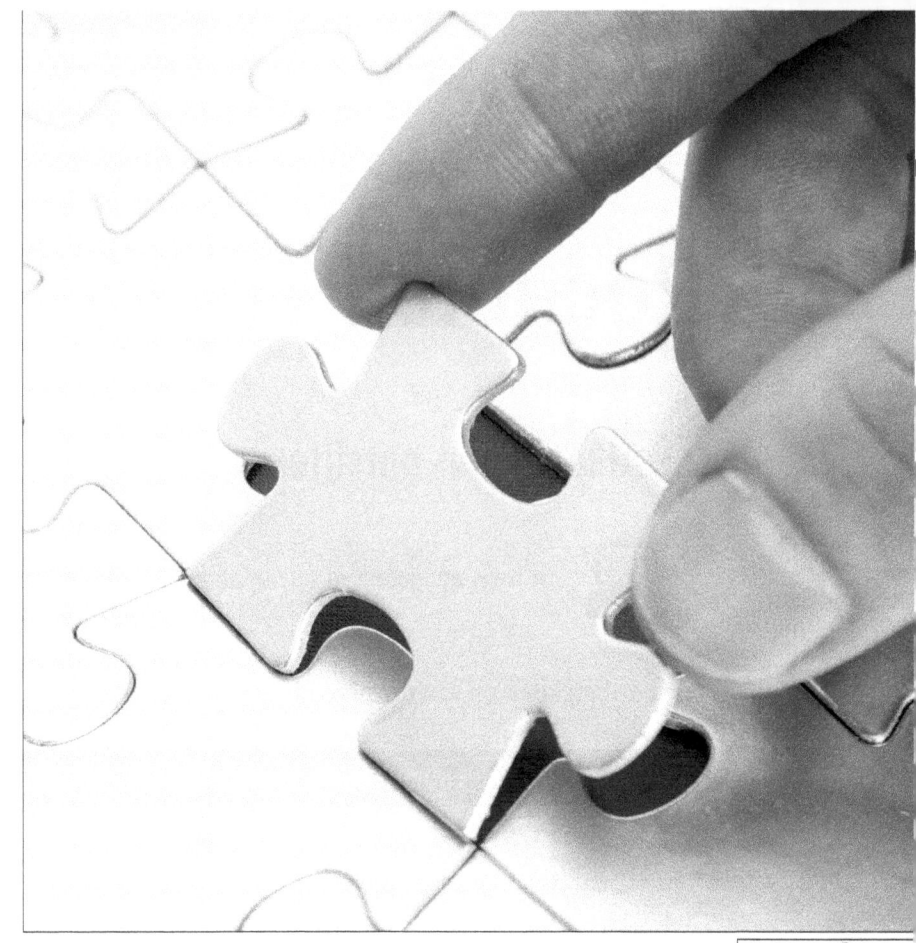

hoofdstuk 2
Zorgvraag verhelderen

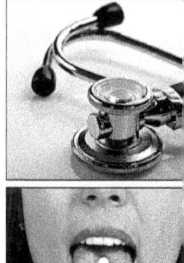
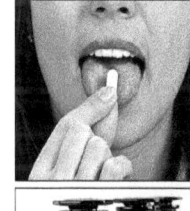
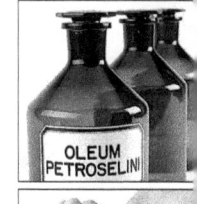
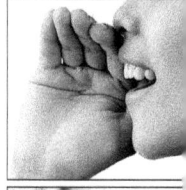
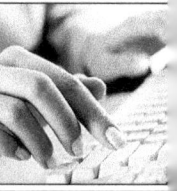
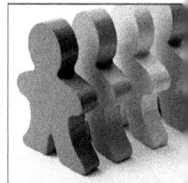
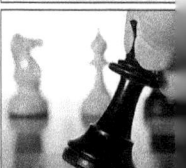

Voor de klant is het recept van de huisarts of specialist abracadabra. Maar als apothekersassistent moet je het moeiteloos kunnen lezen. Ook voer je een laatste controle uit: past dit medicijn of deze dosering wel bij deze klant?

Bij lichte oorklachten gaan mensen vaak eerst aan de slag met zelfzorg. Soms is dat afdoende, maar niet als de oorklachten een uiting zijn van een ernstigere kwaal.

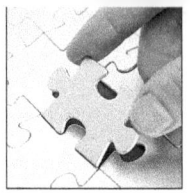

Recepten

2.1 Afkortingen ontcijferen

• www.agcontext.nl (> databank > afkortingen op een recept)

Zoek de betekenis op van de volgende afkortingen die je op een recept kunt tegenkomen.

Afkorting	Latijnse naam	Betekenis
dil		
aq.dest		
It./ iter		
d.d		
otogtt		
m.f.l.a		
oculgtt		
Ads		
p.i./pro inf		
o.h		
o.s		
n.i		
o.d.s		
m. et v.		
i.m.m.		

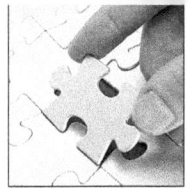

Hieronder staat een aantal recepten voor geneesmiddelen bij oorklachten.
Schrijf in gewoon Nederlands wat de arts bedoelt.
Controleer meteen of deze recepten voldoen aan de wettelijke voorschriften.
Zo niet, wat ontbreekt er dan?

R. Willemen
huisarts
Zwanenkamp 16,
2544 TD Den Haag
Tel 070 - 234 44 55

R/ Bacicoline oorgtt

S. 3dd 5 gtt ads

Mw. B. Poncia
Vogelkers 48
2566 ZO Den Haag

Betekenis:

Is dit recept volledig?

○ ja   ○ nee

Zo niet: wat ontbreekt er?

R. Willemen
huisarts
Zwanenkamp 16,
2544 TD Den Haag
Tel 070 - 234 44 55

01-08-2008

R/ Otoguttae Polymyxini B
0,1% FNA 1fl.

S. 4 dd 1 gtt.ods

Dhr. P. Stroo

Betekenis:

Is dit recept volledig?

○ ja   ○ nee

Zo niet: wat ontbreekt er?

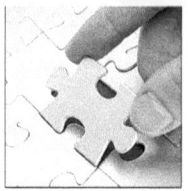

2.2 Recepten aannemen

Oefen het aannemen van een recept door middel van een rollenspel. Steeds speelt iemand anders de rol van klant en een studiegenoot die van apothekersassistent.

Je krijgt te maken met één van de volgende klanten:

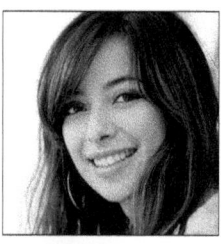

Margarita Jolink heeft jeuk aan haar oor.

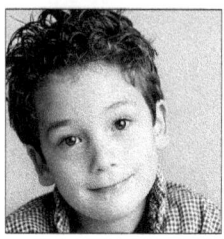

Het zoontje van mevrouw Gielissen kan niet slapen vanwege oorpijn.

Degene die de rol van klant speelt bereidt zich voor met behulp van de casusbeschrijving op de volgende pagina's. Hij of zij maakt een kopie van het recept, knipt dit uit en overhandigt het aan de apothekersassistent.

NB: als jij de rol van apothekersassistent speelt, lees de betreffende casusbeschrijving dan niet door. Het is immers de kunst om zelf achter alle relevante informatie te komen door de juiste vragen te stellen.

De rest observeert de rollenspellen aan de hand van de observatielijst op de volgende pagina.

Bespreek de rollenspellen na en noteer eventuele aandachtspunten waar je een volgende keer extra op moet letten.

Aandachtspunten voor een volgende keer

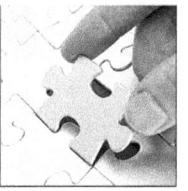

Observatielijst Intake

Vul per aandachtspunt in:
- goed (+)
- matig (+/-)
- zwak (-)

naam apothekersassistent >			
Benadert de klant op een plezierige manier.			
Toont inlevingsvermogen.			
Controleert of het recept aan de wettelijke eisen voldoet.			
Bij vaste klant: controleert adres, geboortedatum en verzekering.			
Bij nieuwe klant: vraagt naar de NAW en verzekeringsgegevens.			
Controleert of alle gegevens op het recept staan.			
Voert medicatiebewaking uit (doseringscontrole).			
Neemt de juiste beslissing bij de verdere afhandeling.			
Controleert of het medicijn op voorraad is of gemaakt moet worden.			
Vertelt wanneer het geneesmiddel opgehaald kan worden.			

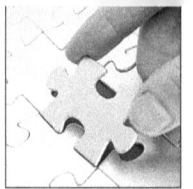

Casussen ten behoeve van het rollenspel

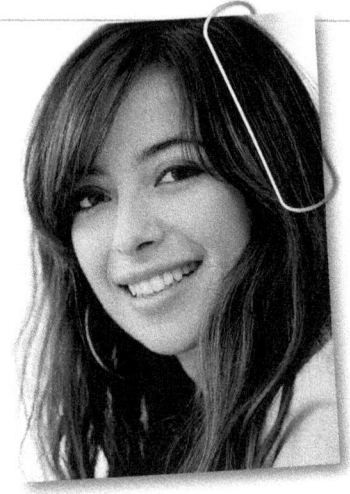

Margarita Jolink

Persoonsgegevens
Naam: Margarita Jolink
Leeftijd: 18
Geboortedatum: 23-04-1992
Adres: Van Humboldtstraat 75,
9422 LR Assen
Telefoon: 0592-745525 / 06-22567312
Burgerservicenummer: 045373944
Verzekering: Zilveren Kruis
Polisnummer: 233.663.737

Je bent Margarita Jolink.
Je hebt al een paar dagen last van een jeukend en overgevoelig linkeroor.
Vanmorgen ben je naar de huisarts geweest.
Zij heeft oordruppels voorgeschreven.

Geef de volgende informatie alleen als de apothekersassistent ernaar vraagt:
- Je gebruikt geen andere medicijnen.

Recept
Kopieer dit recept, knip het uit en overhandig het aan de apothekersassistent.

R. Donkers
huisarts
Weerdsingel 36, 9444 TD Assen
Tel 0592-23 45 51

12-05-2010

R/ zure oordruppels met 1% HCA

S. 3dd. 3 druppels as

Margarita Jolink
Van Humboldtstraat 75
9422 LR Assen

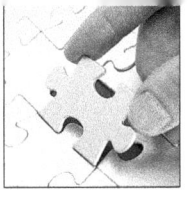

Joep Gielissen (1)

Persoonsgegevens

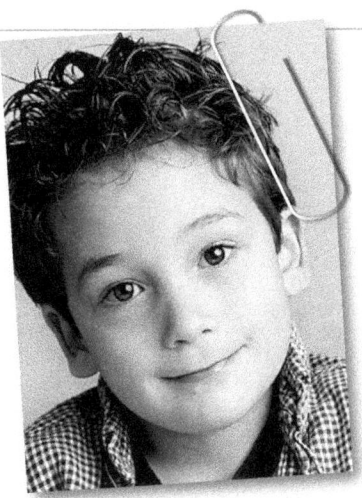

Naam:	Joep Gielissen
Leeftijd:	5 jaar
Geboortedatum:	19-07-2005
Adres:	Roteblaan 3, 2548 GE Den Haag
Telefoon:	070-6442389
Burgerservicenummer:	034826014
Verzekering:	Zilveren Kruis
Polisnummer:	233.881.664

Je bent de moeder van Joep Gielissen.
Joep huilt voortdurend en grijpt naar zijn oren.
De pijn kwam gisterenavond heel plotseling opzetten.
Joep heeft de hele nacht vrijwel niet geslapen (en jij dus ook niet!).
Zijn voorhoofd voelt warm aan.
Als je hem oppakt wordt het huilen minder.
Vanmorgen is de dokter geweest en heeft een pijnstiller en neusdruppels voorgeschreven.

Geef de volgende informatie alleen als de doktersassistent ernaar vraagt:
- Joep lijkt geen pijn in zijn nek te hebben.
- Hij heeft niet eerder KNO-problemen gehad.
- Hij gebruikt geen andere medicijnen.

Recept
Kopieer dit recept, knip het uit en overhandig het aan de apothekersassistent.

R. Willemen
huisarts
Zwanenkamp 16, 2544 TD Den Haag
Tel 070-234 44 55

12-06-2009

R/ paracetamol supp 250 mg no 15

S. z.n. 2-3 dd

R/ xylometazolyne 0,05%
S. 3xdd

Joep Gielissen
Roteblaan 3
2548 GE Den Haag

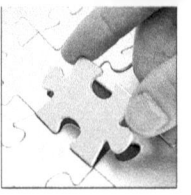

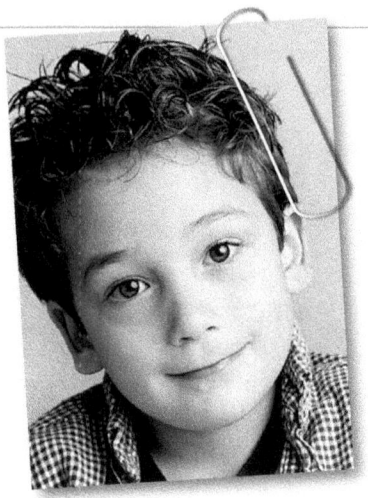

Joep Gielissen (2)

Persoonsgegevens
Naam: Joep Gielissen
Leeftijd: 5 jaar
Geboortedatum: 19-07-2005
Adres: Roteblaan 3,
2548 GE Den Haag
Telefoon: 070-6442389
Burgerservicenummer: 034826014
Verzekering: Zilveren Kruis
Polisnummer: 233.881.664

Je speelt opnieuw de rol van de moeder van
Joep Gielissen.
Je bent al eerder langs geweest voor medicijnen,
maar die hielpen niet
Je bent toen opnieuw naar de huisarts gegaan.
Ook zij vertrouwde het niet en heeft een antibioticum
voorgeschreven.

Geef de volgende informatie alleen als de apothekersassistent ernaar vraagt:
- Joep gebruikt alleen paracetamol en neusdruppels.

Recept
Kopieer dit recept, knip het uit en overhandig het aan
de apothekersassistent.

R. Willemen
huisarts
Zwanenkamp 16, 2544 TD Den Haag
Tel 070-234 44 55

15-06-2009

R/ amoxycilline 250 mg/5 ml 100 ml
S. dd 4 ml (=200 mg)

Kind weegt 20 kg.

Joep Gielissen
Roteblaan 3
2548 GE Den Haag

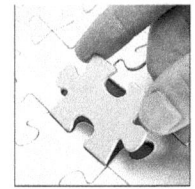

Zelfzorgvragen

2.3 Alarmfactoren bij oorpijn

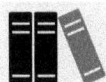
- Merck Manual Medisch Handboek

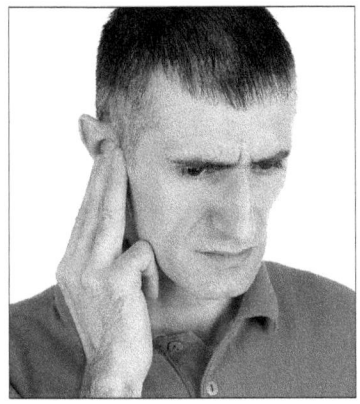

Sommige mensen met oorpijn gaan direct naar de apotheek. Dat kan, als de oorzaak niet ernstig is. Maar soms is een bezoek aan de huisarts nodig. Een apothekersassistent heeft verstand van geneesmiddelen en de manier waarop deze gebruikt moeten worden maar is geen arts die diagnoses stelt.
Het is belangrijk om je eigen grenzen te kennen. Toch is het handig als je een aantal alarmfactoren kent voor oorpijn. Deze symptomen wijzen erop dat er meer aan de hand is en dat een bezoek aan de huisarts raadzaam is.

Zoek op wat *alarmfactoren* zijn bij oorpijn.

Spoed

Dringend

Routine

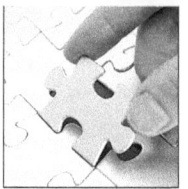

Bij welke van onderstaande patiënten is er sprake van alarmfactoren?

De heer Nasr (51) heeft last van zijn linkeroor.
Het jeukt en doet pijn en is een beetje doof.

Alarmfactoren aanwezig?   O ja   O nee

Meneer Jovanovic (41) is sinds gisteren doof aan één kant.

Alarmfactoren aanwezig?   O ja   O nee

Job Wesseling (23) heeft koorts (38,3°).
Hij heeft al eerder oorontsteking gehad.

Alarmfactoren aanwezig?   O ja   O nee

Het driejarige zoontje van mevrouw Atil heeft vreselijke oorpijn.
Hij grijpt voortdurend naar zijn oor en is ontroostbaar.
Hij is al een paar dagen verkouden en koortsig (38°).

Alarmfactoren aanwezig?   O ja   O nee

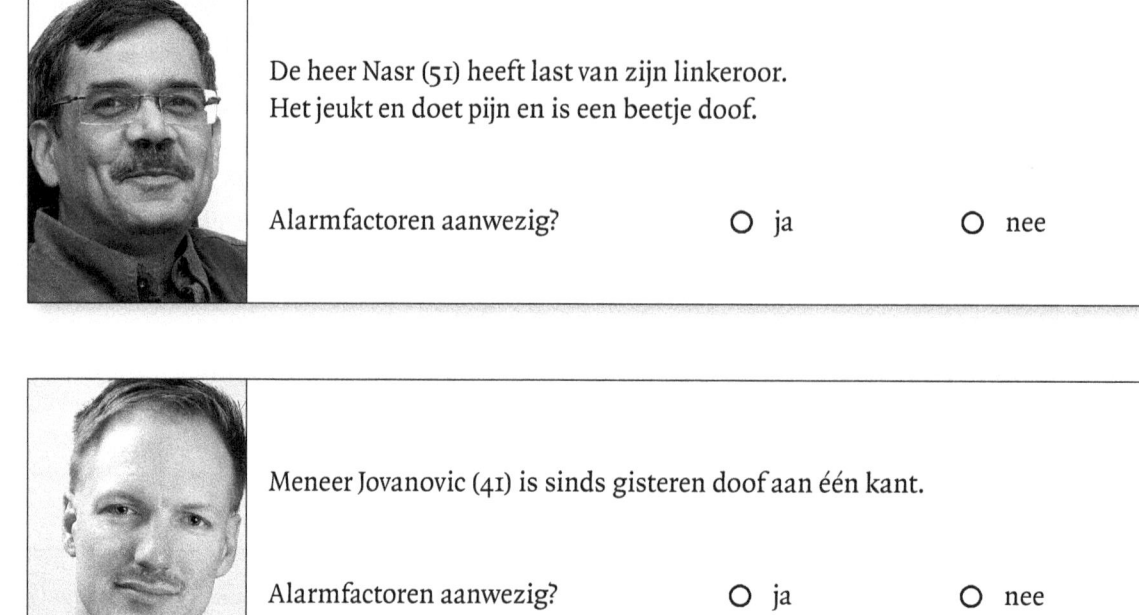
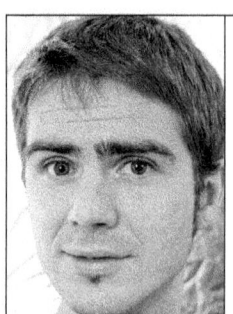
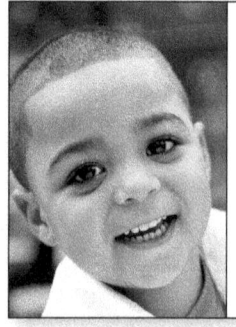

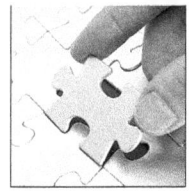

2.4 De zelfzorgvraag verhelderen

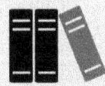
- Basiswerk AG: Voorlichting en advies in de apotheek (ISBN 978 90 313 4864 0)
- Basiswerk AG: Verstrekking en vergoeding (ISBN 978 90 313 5299 9)
- Basiswerk AG: Praktijkorganisatie voor apothekersassistenten (ISBN 978 90 313 5442 9)

- www.kennisbank.knmp.nl
- www.zelfzorg.nl

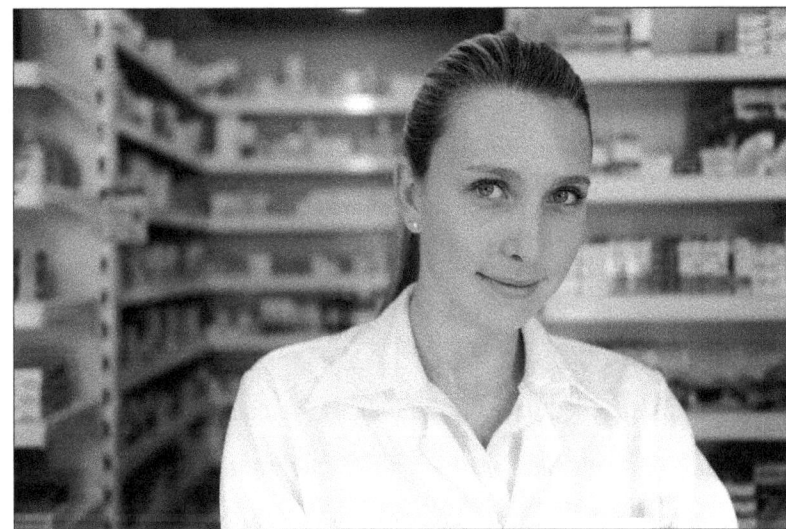

Klanten die zelf op zoek gaan naar een oplossing voor hun klachten, zonder een arts te raadplegen, kunnen twee soorten vragen stellen:

- een productvraag (gesloten vraag)
- een zelfzorgvraag (open vraag)

Geef een voorbeeld van beide typen vragen van een klant die langskomt vanwege oorpijn.

Productvraag

Zelfzorgvraag

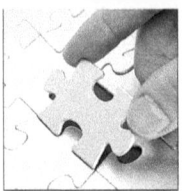

2.5 De WHAM-vragen

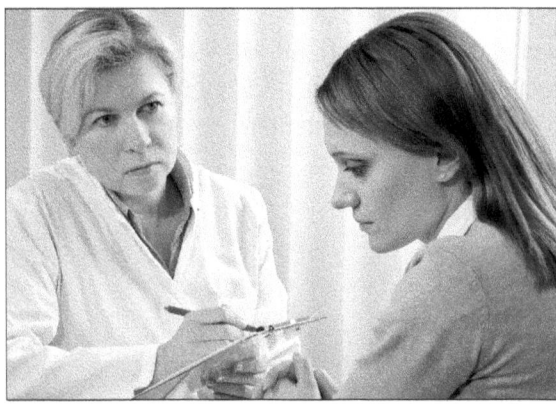

Je kunt een klant alleen goed helpen als je zijn klachten begrijpt. Een goede apothekersassistent zal zich nooit opstellen als een 'gewone' winkelbediende die routinematig een product uit de schappen pakt en afrekent. Ze neemt bij elke vraag de tijd voor een kort gesprek, om zeker te weten:

- Is zelfzorg verantwoord, gezien de aard van de klachten?
- Zo ja: welk middel is dan het meest geschikt voor deze klant?

Bij het intakegesprek gebruik je de WHAM-methode als leidraad:

W:	voor WIE is het geneesmiddel bedoeld? (voor de klant zelf, voor een familielid, enzovoort)
H:	HOE LANG treden de klachten al op en hoe uiten ze zich? (is er reden om naar de huisarts te gaan)
A:	heeft de klant al eerder ACTIE ondernomen? (medicijnen of andere maatregelen)
M:	gebruikt de persoon in kwestie andere MEDICIJNEN? (mogelijke interactie, dubbelmedicatie)

Oefen het verhelderen van een zelfzorgvraag door middel van een rollenspel. Steeds speelt iemand anders de rol van klant en een studiegenoot die van apothekersassistent.

Degene die de rol van klant speelt bereidt zich voor met behulp van de casusbeschrijvingen op de volgende pagina's.

NB: als jij de rol van apothekersassistent speelt, lees de betreffende casusbeschrijving dan niet door. Het is immers de kunst om zelf achter alle relevante informatie te komen door de juiste vragen te stellen.

De rest observeert de drie rollenspellen aan de hand van het observatieformulier op de volgende pagina. Past de apothekersassistent de WHAM-vragen goed toe?

Noteer eventuele aandachtspunten waar je een volgende keer extra op moet letten.

Aandachtspunten voor de volgende keer

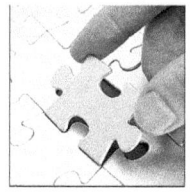

Observatielijst Zelfzorgvraag

Vul per aandachtspunt in: - goed (+)
- matig (+/-)
- zwak (-)

naam apothekersassistent >			
Begroet de klant op een plezierige manier.			
Controleert voor **Wie** het geneesmiddel bedoeld is.			
Controleert **Hoe** lang de kwaal al duurt.			
Vraagt welke **Actie** de klant heeft ondernomen om de klachten te bestrijden.			
Controleert op gebruik van andere **Medicijnen**.			
Vraagt voldoende door om de klacht helder te krijgen.			
Neemt de juiste beslissing om de vraag verder af te handelen.			
Vraagt naar de voorkeur voor een bepaald product of toedieningsvorm.			
Legt het gebruik van het geneesmiddel duidelijk uit.			
Rekent op de juiste manier wijze af.			
Registreert welk product uiteindelijk is meegegeven.			
Benadert de klant op een prettige manier.			

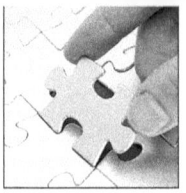

Casussen voor het rollenspel

Het lijkt alsof je aan één oor minder hoort dan aan de het andere.
Misschien is het verstopt.
Je hebt gehoord dat er een verstuiver bestaat die de gehoorgang schoon maakt.

Geef de volgende informatie alleen als de apothekersassistent ernaar vraagt:
- Het merk maakt je niet uit, liefst het goedkoopste.
- Je hebt geen koorts.
- Je bent 22 jaar.
- Je gebruikt geen andere medicijnen.

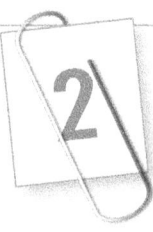

Je kind is hangerig maar niet echt ziek.
Af en toe grijpt hij naar z'n oor
Je hebt van een buurvrouw gehoord dat Chamodent druppels in zo'n geval kunnen helpen.

Geef de volgende informatie alleen als de apothekersassistent ernaar vraagt:
- Je wilt beslist dit merk, niets anders. Ook niet als een ander merk misschien goedkoper is.
- Je kind is 2 jaar.
- Zijn tandjes komen ook door.
- Hij gebruikt geen andere medicijnen.

Je zoon van 16 voelt zich niet lekker
Hij heeft pijn aan zijn oor, diep binnenin.
Je komt voor Otalgan oordruppels, die schijnen goed te helpen.

Geef de volgende informatie alleen als de apothekersassistent ernaar vraagt:
- Er loopt wat vocht uit z'n oren.
- Het mag ook een ander merk zijn.
- Je zoon gebruikt geen andere medicijnen.

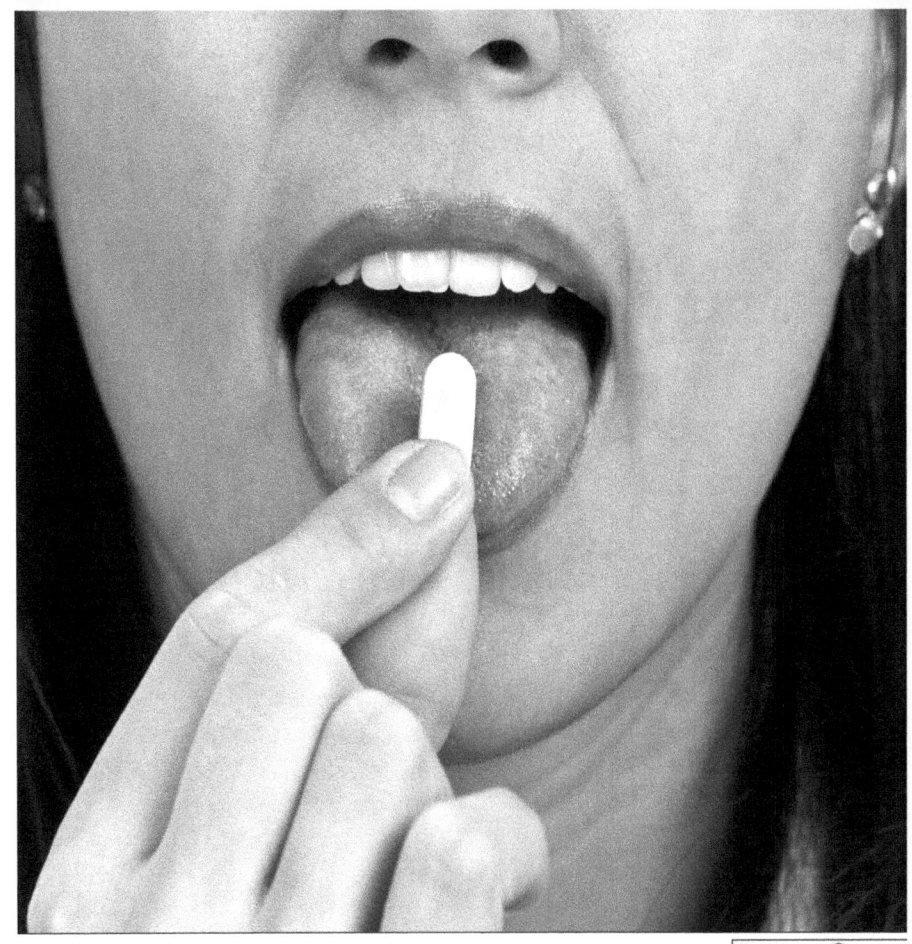

hoofdstuk 3
Geneesmiddelen

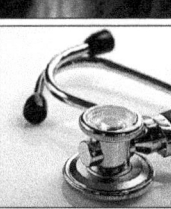
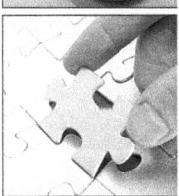
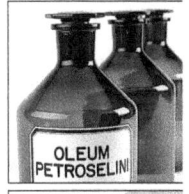
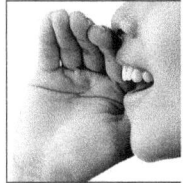
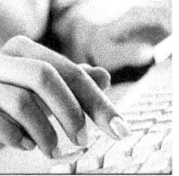
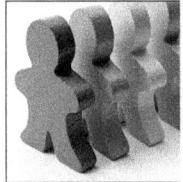
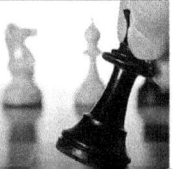

Met behulp van geneesmiddelen kunnen oorpijn en de achterliggende oorzaken bestreden worden. Als apothekersassistent hoef je niet precies te weten wanneer welk geneesmiddel wordt voorgeschreven, maar wel hoe die geneesmiddelen werken, wat mogelijke bijwerkingen zijn en hoe de klant ze wel en niet moet gebruiken. Alleen dan kun je hem goed advies geven.

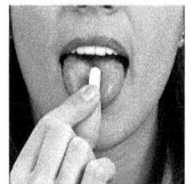

Medicijnen tegen oorklachten

3.1 Typen geneesmiddelen

- www.serviceapotheek.nl (>medische informatie > geneesmiddelen van A tot Z)
- www.farmacotherapeutischkompas.nl
- www.apotheek.nl

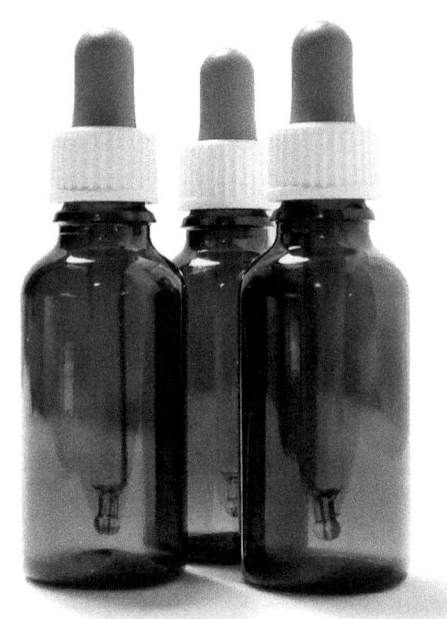

De huisarts kan patiënten met oorpijn verschillende geneesmiddelen voorschrijven. Deze middelen kunnen 4 functies hebben:

- infectie bestrijdend
- ontstekingsremmend
- verdovend
- oorsmeer oplossend

In het schema op de volgende pagina's wordt een aantal geneesmiddelen genoemd. Zoek per geneesmiddel op:

- werkzame stof
- toedieningsvorm
- essentie van de werking
- indicaties om het middel voor te schrijven
- bijwerkingen
- contra-indicaties

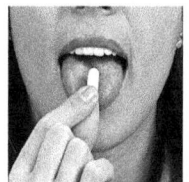

	Werkzame stof	Toedieningsvorm	Werking	Indicaties	Bijwerkingen	Contra-indicaties
Infectie bestrijdend	Bacicoline					
	Polymyxine B					
	Flucloxacilline					
Ontstekingsremmend	Azijnzuur met hydrocortison acetaat					
	Azijnzuur en triamcinolon acetonide					
	Aluminium acetotartraat					

Geneesmiddelen

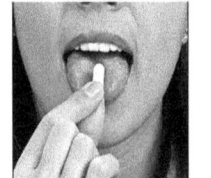

	Werkzame stof	Toedieningsvorm	Werking	Indicaties	Bijwerkingen	Contra-indicaties
Verdovend	Lidocaïne oordruppels					
Verdovend	Xylometazoline neusdruppels					
Oorsmeer oplossend	Waterstofperoxide oplossing (1.5 %)					
Oorsmeer oplossend	Aqua (37°C)					

Geneesmiddelen

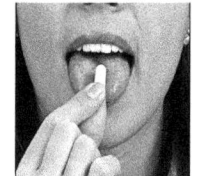

3.2 Homeopathie

- www.homeopathie.nl (> veelgestelde vragen)
- www.vsm.nl (>VSM assortimentswijzer > zoek op kwaal)
- www.avogel.nl

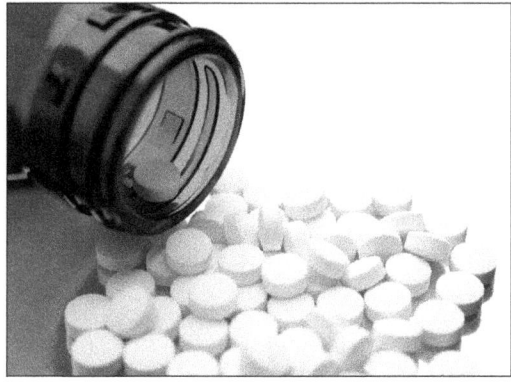

Steeds meer klanten vragen om een alternatief geneesmiddel. Daarom heeft de apotheek naast gewone medicijnen ook diverse homeopathische middelen in huis.

Zoek op welke homeopathische geneesmiddelen VSM en A. Vogel in hun assortiment hebben voor het bestrijden en verzachten van oorpijn.

	product	toedieningsvorm	werking
Vogel			
VSM			

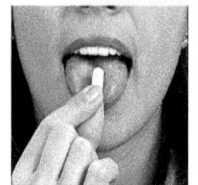

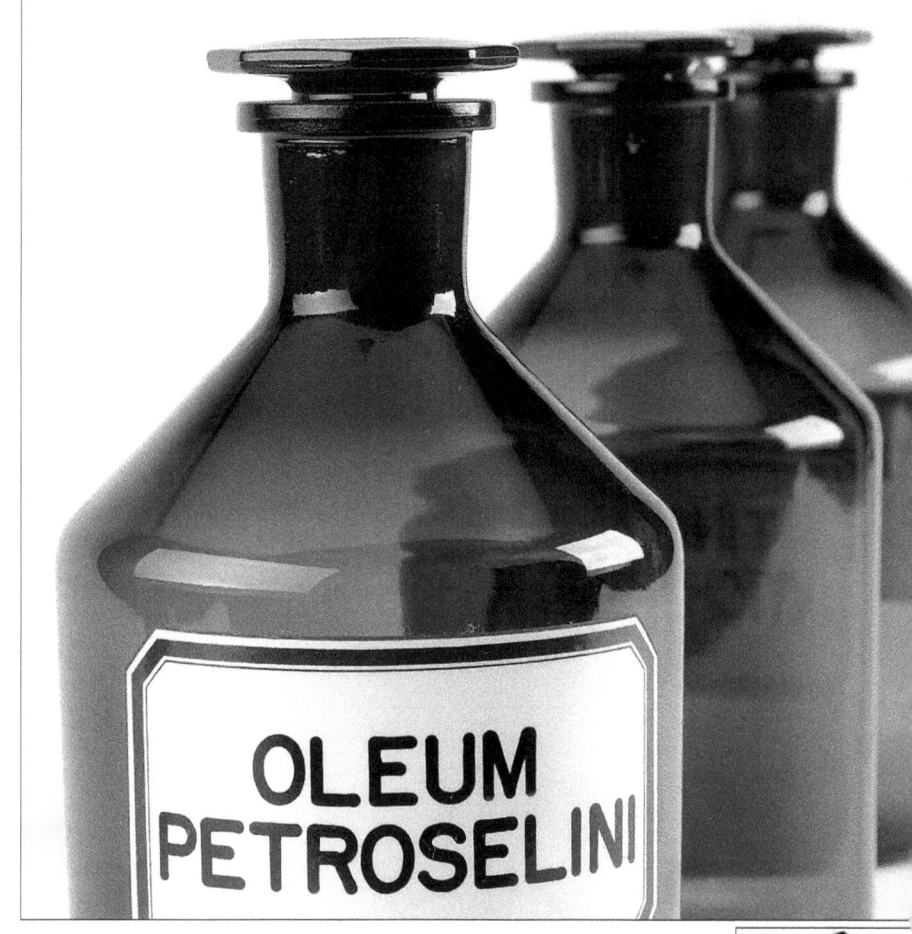

hoofdstuk 4
Bereiden

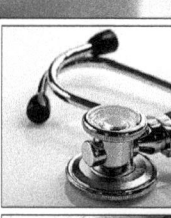
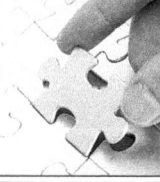
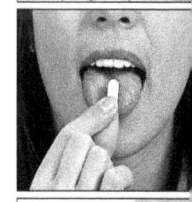
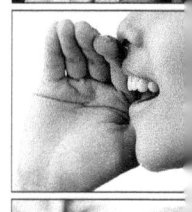
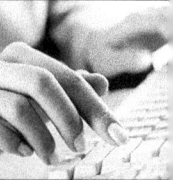
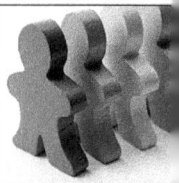
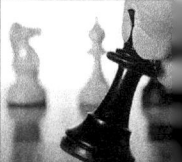

Veel geneesmiddelen komen kant-en-klaar van de leverancier. Soms moeten deze voor de klant nog in specifieke hoeveelheden of combinaties samengesteld worden. Bepaalde geneesmiddelen maakt de apotheek zelf, met behulp van basismengsels. Een ervaren apothekersassistent kan geneesmiddelen op maat bereiden.

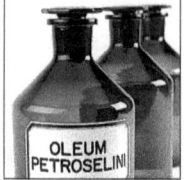

Rekenen

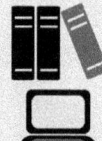
- Basiswerk AG: Bereiden in de apotheek (ISBN 978 90 313 5142 8)
- www.agcontext.nl (> toets jezelf > apothekersassistenten > rekenopdrachten)

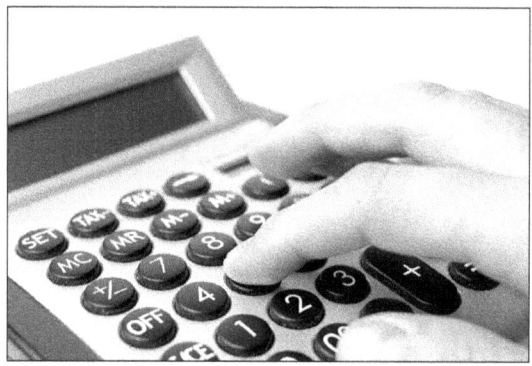

Bij het bereiden van geneesmiddelen moeten alle ingrediënten exact in de juiste hoeveelheid worden afgemeten of afgewogen. Daarom moet een apothekersassistent goed kunnen rekenen en weten in welke eenheden hoeveelheden, verhoudingen en concentraties worden uitgedrukt.

4.1 Oplosbaarheid

Voer onderstaande berekeningen uit.

1. Van stof A moet 12 gram opgelost worden. De stof is moeilijk oplosbaar in water maar gemakkelijk oplosbaar in alcohol.
   Hoeveel ml alcohol heb je nodig om deze hoeveelheid op te lossen?
   En hoeveel ml water?

   alcohol: [   ]   water: [   ]

2. De oplosbaarheid van menthol in paraffinum perliquidum is 1 tot 6.
   Hoeveel menthol kun je oplossen in 85 ml paraffinum perliquidum?

3. De oplosbaarheid van keukenzout in water is 1 op 2,8.
   Hoeveel water heb je minimaal nodig om 63 gram keukenzout helemaal op te lossen?

   Nadat je deze oplossing gemaakt hebt wordt de kolf verwarmd. 20% Van het water verdampt. Blijft het zout nu in de oplossing of slaat het neer op de bodem van de kolf?

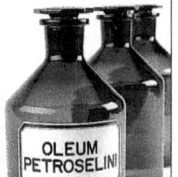

4.2 Concentraties

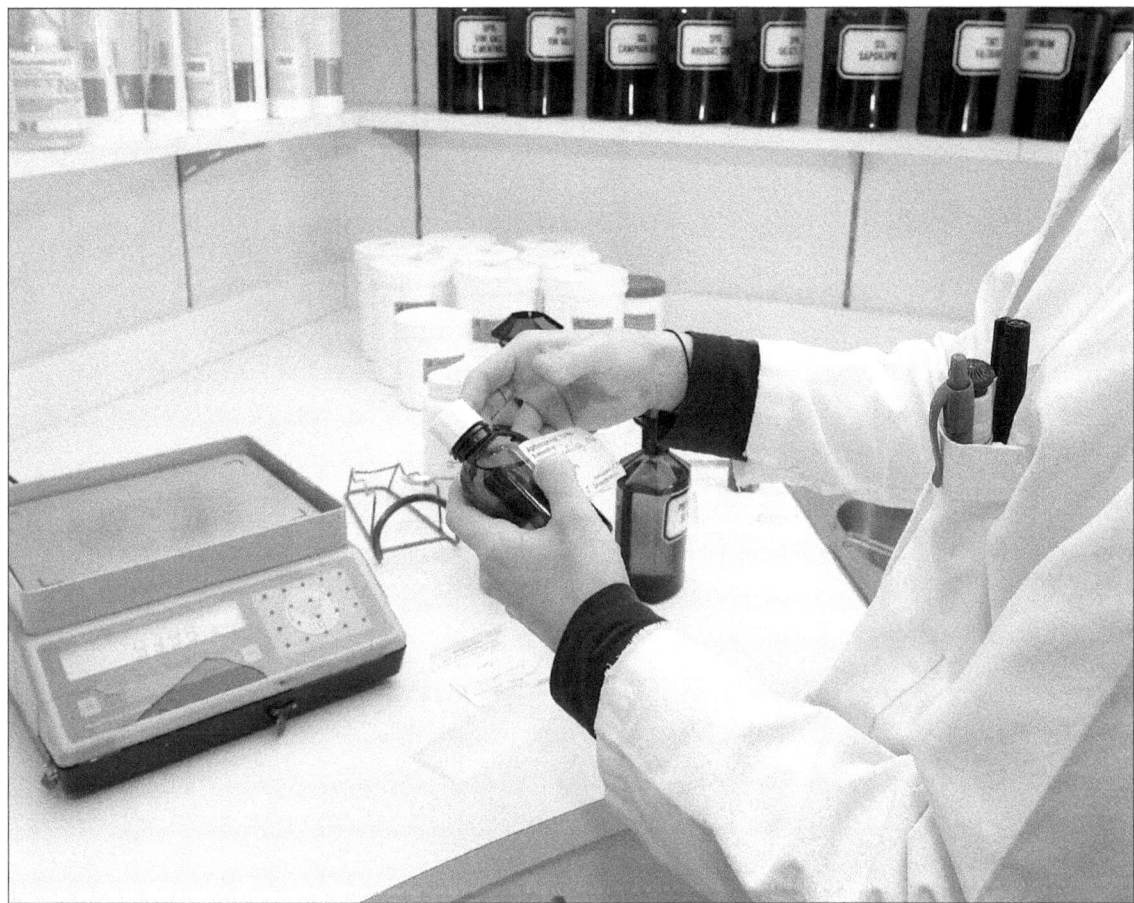

Voer onderstaande berekeningen uit.

1. In 120 ml oplossing bevindt zich 0,2 g codeïnefosfaat en 3 g kaliumjodide.
   Wat is de concentratie van beide stoffen
   (in 2 decimalen nauwkeurig)?

2. Wat is de concentratie van 6 g kopersulfaat in 30 ml water?

3. Er staat een voorraad phenazonoplossing op de plank van 50 g phenazon in 1000 ml.
   De relatieve dichtheid van deze oplossing is 1,25.
   Wat is de concentratie daarvan (in % g/g)?

   Hoeveel promille is deze phenazonconcentratie (in g/v)?

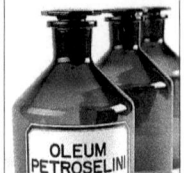

4.3 Verdunnen

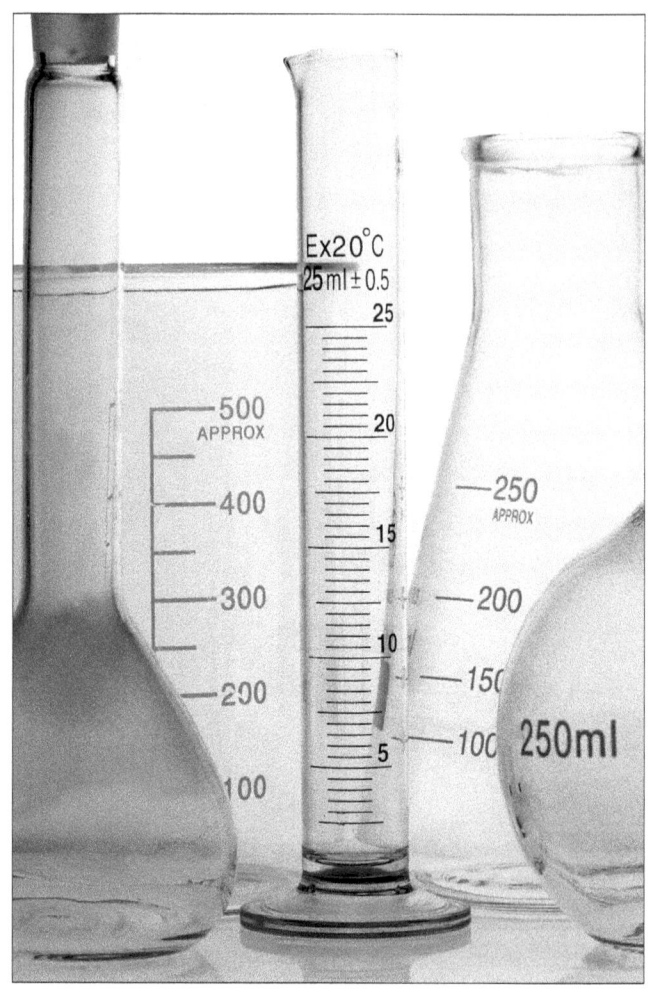

Voer onderstaande berekeningen uit.

1. Je verdunt 16 g van een oplossing van 35 g/g% tot 40 g.
   Wat is de nieuwe concentratie?

2. Je hebt 350 ml van een 5 g/v% ontsmettingsvloeistof.
   Van deze oplossing giet je 25 ml in 1,5 liter water.
   Hoeveel procent ontsmettingsmiddel zit er in de oplossing?

3. Je hebt 8,3 liter chloorhexidineoplossing
   met een concentratie van 3 g/g‰.
   De relatieve dichtheid is 1,05.
   Hoeveel mg chloorhexidinegluconaat bevat deze oplossing?

Geneesmiddelen tegen oorpijn

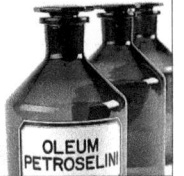

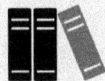 • Basiswerk AG: Bereiden in de apotheek (ISBN 978 90 313 5142 8)

4.4 Miconazol

Micanozol is een schimmelwerend middel. Het wordt ook gebruikt bij schimmelinfecties in het buitenoor, in de vorm van oordruppels.

Zoek het bereidingsvoorschift en bijbehorend bereidingsprotocol op en bereid onderstaand recept.

> **Huisartsenpraktijk Zwanenkamp**
> J.J.M. Willemen, huisarts
> Orionlaan 44, 2566 FT Maarssenbroek
>
> 22-2-2010
>
> Magistraal
>
> R/ miconazol oordruppels 2%
>   da 10 ml
>
> S. 1-3 maal daags 3 druppels in het aangedane oor gedurende 1-2 weken
>
> Dhr. Flets
> Dikkerstraat 136, 2576 TF Maarssenbroek

Maak een bijpassend etiket met informatie over de uiterste gebruiksdatum en lever het middel af, met etiket en FNA-bijsluiter.

Schrijf na afloop een kort verslag. Beschrijf daarin:

- welke ingrediënten heb je gebruikt?
- welke materialen heb je gebruikt bij de bereiding?
- welke handelingen heb je verricht?
- hoe verliep de controle door de docent?
- eventuele aandachtspunten voor een volgende keer.

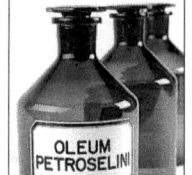

4.5 Zure oordruppels met triamcinolonacetonide

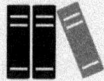
- Basiswerk AG: Bereiden in de apotheek (ISBN 978 90 313 5142 8)

Deze oordruppels worden vaak als eerste ingezet bij ontsteking van de gehoorgang. De werkzame bestanddelen zijn azijnzuur en triamcinolonacetonide.

Zoek het bereidingsvoorschift en bijbehorend bereidingsprotocol op en bereid onderstaand recept.

J. Voskuil, huisarts
Batenburglaan 22, Eindhoven

11-08-2010

R/ zure oordruppels + triamcinolonacetonide
0,01% FNA
da 10 ml

S. 3 maal daags 3 druppels in het rechter oor

Sofie de Hemelrijk
Geboortedatum: 12-04-1992
Bruistersingel 5, Eindhoven

Maak een bijpassend etiket met informatie over de uiterste gebruiksdatum en lever het middel af, met etiket en FNA-bijsluiter.

Schrijf na afloop een kort verslag. Beschrijf daarin:

- welke ingrediënten heb je gebruikt?
- welke materialen heb je gebruikt bij de bereiding?
- welke handelingen heb je verricht?
- hoe verliep de controle door de docent?
- eventuele aandachtspunten voor een volgende keer.

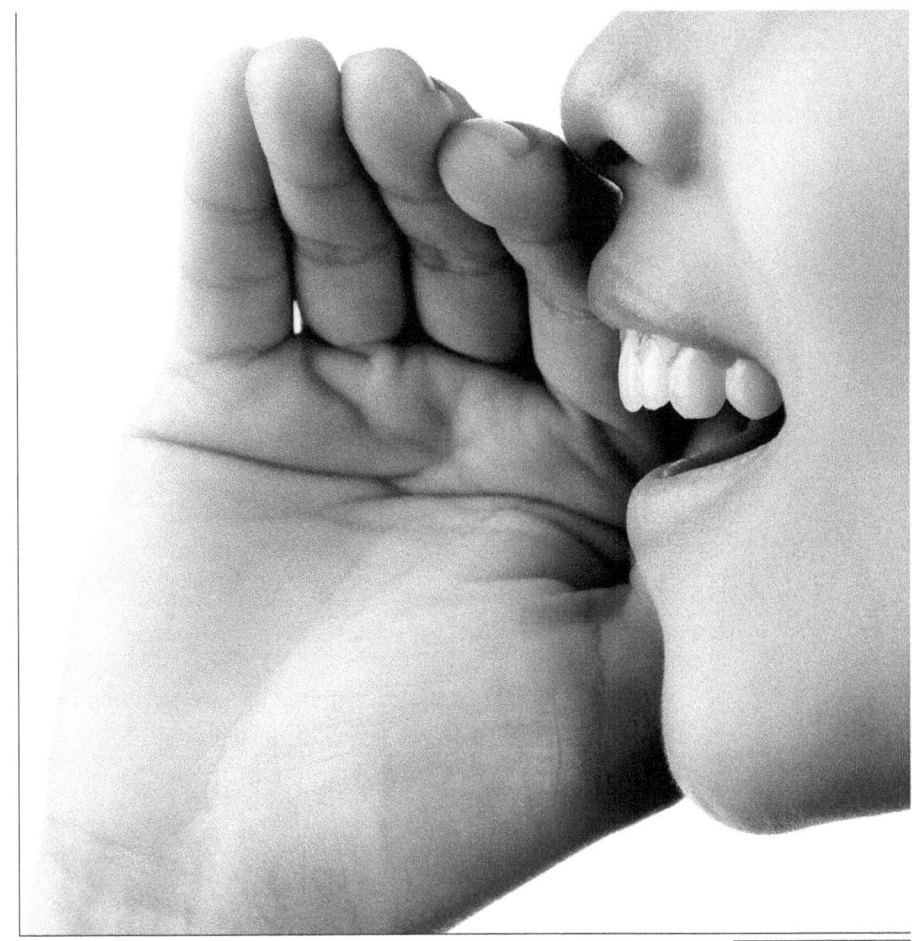

hoofdstuk 5
Voorlichting en advies

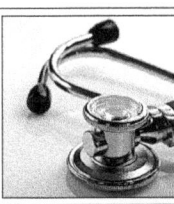
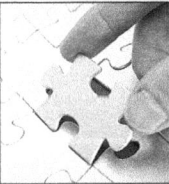
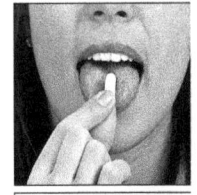
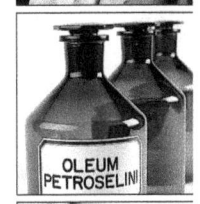
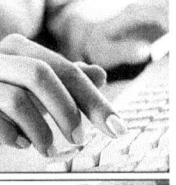
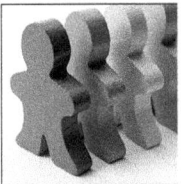
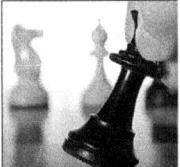

Klanten verwachten een goed advies van de apothekersassistent. Voor het geven van advies en voorlichting heb je meer nodig dan vakkennis alleen. Je moet ook weten hoe je de boodschap zó kunt brengen dat de klant hem begrijpt, er open voor staat en ook echt iets met de gegeven informatie kan.

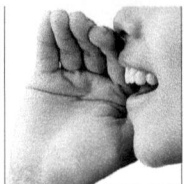

Instructies voor medicijngebruik

5.1 Rollenspel

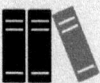
- Basiswerk AG: Inleiding in de farmacotherapie (ISBN 978 90 313 6216 5)
- U-I cd-rom VI folders (Stichting Uitgifte Informatie)

- www.slsweb.nl
- www.kennisbank.knmp.nl
- www.apotheek.nl

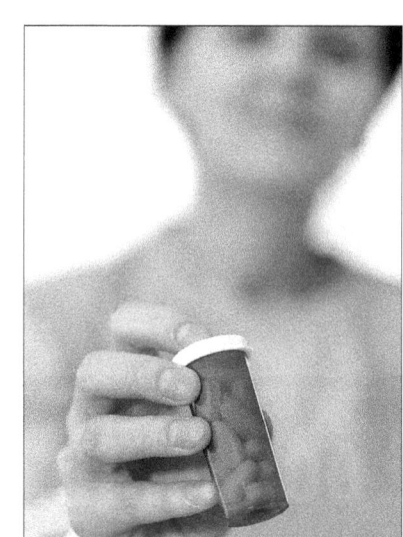

Duidelijke instructies geven over de manier waarop de verstrekte medicijnen wel en niet gebruikt moeten worden is een belangrijke taak van de apothekersassistent.

Vorm een drietal. Telkens speelt één van jullie de rol van de klant en één die van apothekersassistent. De derde persoon is de observator. Kies een van onderstaande recepten.

1
R/ xylometazolyne 0,05%
S. 3xdd

2
R/ amoxycilline 250 mg/5 ml 100 ml
S. dd 4 ml (=200 mg)
kind weegt 20 kg.

3
R/ zure oordruppels met 1% HCA
S. 3dd 3 druppels

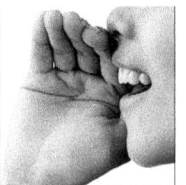

Zoek informatie over dat geneesmiddel op in bovenstaande bronnen.
Denk daarbij aan de 7 W's:

Wie: Voor wie is het geneesmiddel bedoeld?

Wat: Wat weet u al over het geneesmiddel?

Waarvoor: Waarvoor krijgt u het geneesmiddel?

Werking: Het geneesmiddel werkt als volgt: ...

Wellicht: U kunt wellicht de volgende bijwerkingen verwachten: ...

Wanneer: U dient het geneesmiddel op de volgende tijdstippen te gebruiken: ...

Waarmee: U kunt het geneesmiddel innemen met ...

De observator beoordeelt het gesprek aan de hand van het observatieformulier op de volgende pagina.

Bespreek de oefening na afloop van elk gesprek na: was de instructie duidelijk en volledig? Noteer eventuele aandachtspunten waar je de volgende keer extra op moet letten.

Aandachtspunten voor een volgende keer

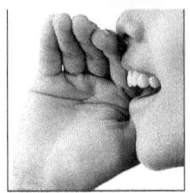

Observatielijst Instructies geneesmiddelengebruik

Vul voor elk aandachtspunt in:
- goed (+)
- matig (+/-)
- zwak (-)

naam apothekersassistent >			
Vraagt voor **W**ie het geneesmiddel bedoeld is.			
Vraagt **W**at de klant al weet over het geneesmiddel.			
Vraagt **W**aarvoor het geneesmiddel is voorgeschreven.			
Legt **W**erking van het geneesmiddel uit.			
Noemt bijwerkingen die **W**ellicht optreden.			
Legt uit **W**anneer het middel gebruikt moet worden.			
Legt uit **W**aarmee het middel moet worden gebruikt.			

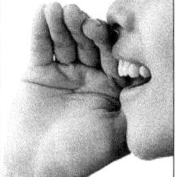

5.2 Hulpmiddelen

- Basiswerk AG: Verstrekking en vergoeding (ISBN 978 90 313 5299 9)
- Basiswerk AG: Medische hulpmiddelen (ISBN 978 90 313 4950 0)

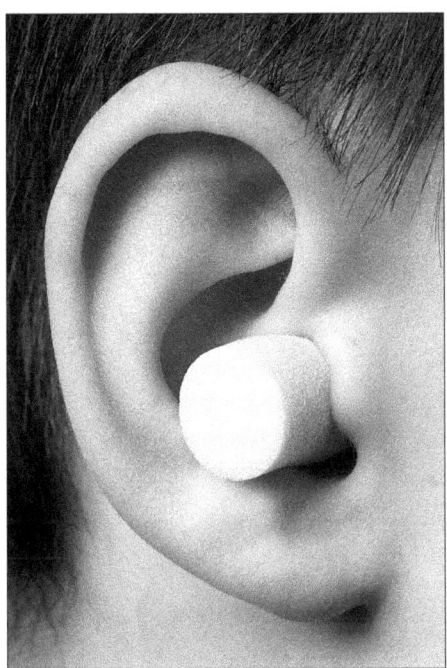

Mensen gaan niet alleen naar de apotheek voor geneesmiddelen, maar ook voor allerlei hulpmiddelen. Catheters, verbandmiddelen, vernevelaars, pincetten, een tekentang, enzovoort.
Voorbeelden van dergelijke producten die samenhangen met oorklachten:
- oordopjes
- oorwax
- oorpincet

Ook hierover moet een apothekersassistent tekst en uitleg kunnen geven, bijvoorbeeld:
- Waar dient het hulpmiddel voor?
- Wat zijn de voor- en nadelen?
- Is het meer of minder geschikt voor een bepaalde leeftijdscategorie?
- Hoe moet je dit hulpmiddel gebruiken?.
- Hoe reinig je het na gebruik?
- Hoe berg je het op?
- Wat kost het?
- Kan dit hulpmiddel ook in bruikleen gegeven worden?

Vorm een drietal en oefen het geven van voorlichting door middel van korte rollenspellen. Steeds is iemand anders apothekersassistent, klant en observator.

Verdeel de rollen en noteer de rolverdeling in onderstaande tabel.

	rol klant	rol apothekersassistent	rol observator
oordopjes			
oorwax			
oorpincet			

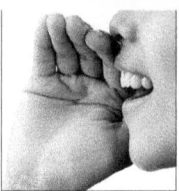

Degene die de klant speelt bedenkt een paar vragen die hij of zij zelf zou hebben.
De apothekersassistent leest zich in met behulp van de beschikbare informatie.

Bespreek de rollenspellen samen na.
Noteer eventuele aandachtspunten waar je een volgende keer extra op moet letten.

Aandachtspunten voor een volgende keer

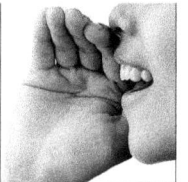

5.3 Voorlichting over aandoeningen

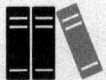

- Basiswerk AG: Voorlichting en advies in de apotheek (ISBN 978 90 313 4864 0)
- Basiswerk AG: Inleiding in de farmacotherapie (ISBN 978 90 313 6216 5)

- www.gezondheidsplein.nl
- www.ziekenhuis.nl
- www.slsweb.nl
- www.agcontext.nl (> databank > NHG patiëntenfolders en NHG patiëntenbrieven)
- www.apotheek.nl
- www.serviceapotheek.nl
- www.kennisbank.knmp

Een apothekersassistent geeft niet alleen voorlichting over geneesmiddelen of hulpmiddelen, maar vaak ook over de achterliggende aandoening.

Vorm een drietal en oefen het geven van voorlichting door middel van korte rollenspellen. Steeds is iemand anders apothekersassistent, klant en observator. Het gaat om de volgende klanten:

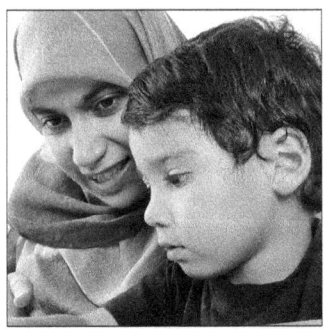

1
Bij het zoontje van mevrouw Aloui zijn trommelvliesbuisjes geplaatst. Wat zijn dat en hoe werken ze?

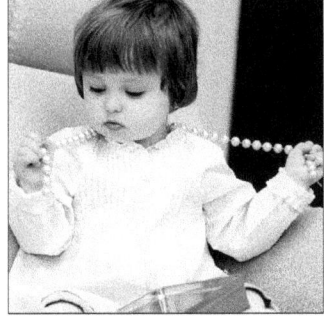

2
Het dochtertje van Koos de Jong heeft een kraaltje in haar oor gestopt. Is er een apparaatje om dat er uit te halen?

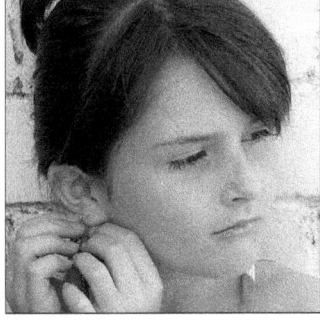

3
Simone de Gier heeft gaatjes in haar oorlellen laten prikken. Nu doet haar rechter oorlel pijn. Wat is er aan de hand en wat kan ze er aan doen?

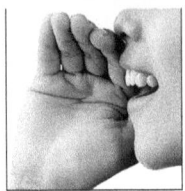

Verdeel de rollen en noteer de rolverdeling in onderstaande tabel.

	rol klant	rol apothekersassistent	rol observator
1			
2			
3			

Degene die de klant speelt bedenkt een paar vragen die hij of zij zelf zou hebben.
De apothekersassistent leest zich in met behulp van de beschikbare patiëntenfolders en zoekt zo nodig aanvullende informatie op internet.
De observator beoordeelt het gesprek aan de hand van de observatielijst op de volgende pagina.

Bespreek elk rollenspel gezamenlijk na.
Noteer eventuele aandachtspunten waar je een volgende keer extra op moet letten.

Aandachtspunten voor een volgende keer

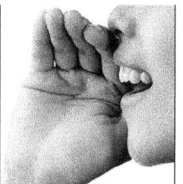

Observatielijst Voorlichting geven

Vul per aandachtspunt in:
- goed (+)
- matig (+/-)
- zwak (-)

naam apothekersassistent >			
Voorlichter was goed te verstaan.			
Het verhaal zat logisch in elkaar.			
Er werden hulpmiddelen gebruikt ter verduidelijking (plaatjes, modellen, enz.).			
Voorlichter vermeed onnodige vaktermen.			
Er ging veel aandacht naar de klant.			
Klant werd uitgenodigd om vragen te stellen.			
Voorlichter controleerde actief of het verhaal begrepen werd.			
Voorlichter kwam deskundig over.			
Voorlichter kwam prettig over.			
Na afloop wist de klant alles wat hij weten moest.			

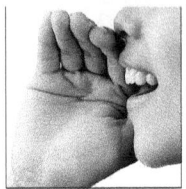

Rollen en relaties

5.4 Verschillende rollen

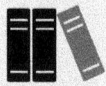 • Basiswerk AG: Professionele communicatie en beroepshouding
(ISBN 978 90 313 4953 1)

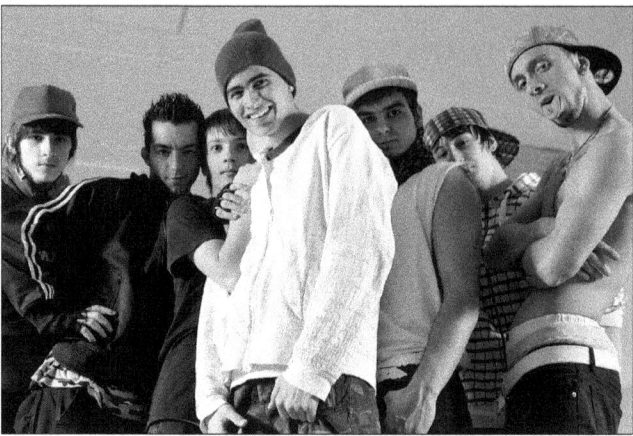

Een apothekersassistent moet met allerlei soorten mensen kunnen omgaan. Mensenkennis is binnen dit beroep erg belangrijk. Eén van de factoren die veel invloed heeft op de manier waarop mensen zich gedragen is: de plek die ze innemen in de groep waartoe ze op dat moment behoren. Dat geldt niet alleen voor de klanten, maar ook voor jou zelf.

In je privéleven beweeg je je op verschillende momenten in verschillende groepen. Bijvoorbeeld:
- thuis ben je zoon of dochter, broer of zus, of iemands partner
- op de crèche ben je vader of moeder
- in het café of de disco ben je iemands beste vriend of vriendin
- op de sportclub ben je aanvoerder of teamgenoot
- enzovoort.

Per groep verschilt jouw relatie met de andere groepsleden. Binnen elke groep neem je een andere positie in, heb je een andere rol.

Bedenk een aantal verschillende rollen die jij in het dagelijkse leven vervult.

Gedraag jij je altijd en overal hetzelfde? Of wordt jouw manier van doen beïnvloed door de groep mensen waarmee je omgaat?
Praat hierover binnen een groepje studiegenoten.

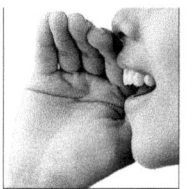

5.5 Rolverdeling thuis

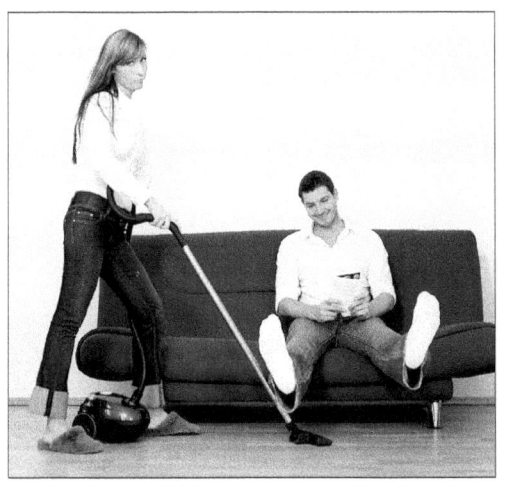

Soms worden de verschillende rollen doelbewust en heel duidelijk verdeeld. Maar vaak gaat dat ongemerkt. Een goed voorbeeld daarvan is het huishouden.

Hieronder staat een lijst van dagelijkse huishoudelijke bezigheden (eventueel zelf aanvullen).
Zet achter elke taak wie deze in jouw geval uitvoert.

Taak	Wordt meestal gedaan door
Boodschappen doen	
Koken	
Wassen en strijken	
Opruimen en schoonmaken	
Financiële administratie	
Kleine reparaties in en om huis	
Aanschaf van nieuwe apparatuur	
Inrichting van het huis	
Tuinonderhoud	
Verzorging kinderen	
Verzorging huisdieren	
Herstelwerk kleding	

Is deze rolverdeling bewust afgesproken, of is hij gaandeweg vanzelf ontstaan?
Bestaat er zoiets als 'typische vrouwenrollen' en 'typische mannenrollen'? Heeft dat te maken met de verschillen tussen man en vrouw of is deze taakverdeling aangeleerd (cultuur)?
Ken je ook mensen bij wie de taakverdeling tussen man en vrouw precies andersom is?

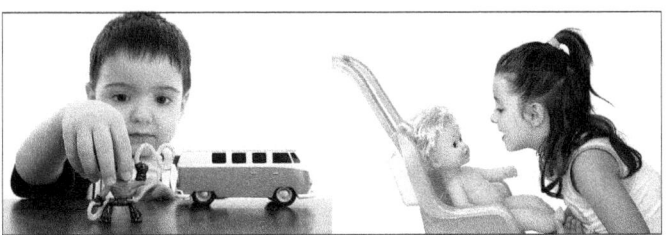

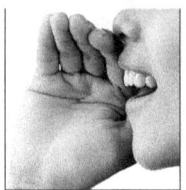

5.6 Rollen op het werk

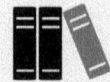
- Basiswerk AG: Professionele communicatie en beroepshouding (ISBN 978 90 313 4953 1)
- Basiswerk AG: Assistent en maatschappij (ISBN 978 90 313 5196 1)

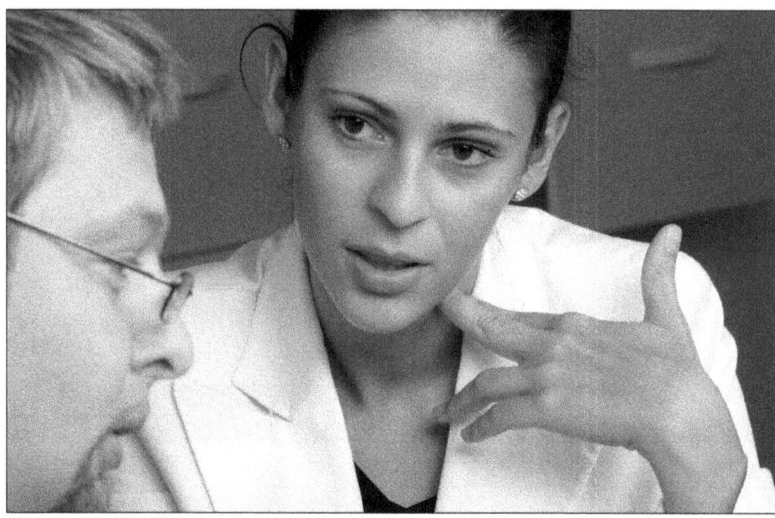

Op je werk heb je verschillende relaties met mensen. Het boek 'Professionele communicatie en beroepshouding' noemt een aantal aspecten waarin de *professionele relatie* afwijkt van de *persoonlijke relatie* die je met mensen hebt.

Het belangrijkste verschil: *de relatie tussen een apothekersassistent en een klant is niet gelijkwaardig.*

Het boek geeft hiervan voorbeelden. Noteer in je eigen woorden in welke opzichten de relatie tussen de apothekersassistent en de klant verschilt.

De relatie tussen apothekersassistent en klant is onomkeerbaar

De afhankelijkheid tussen apothekersassistent en klant verschilt

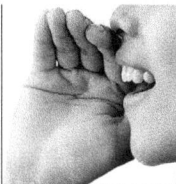

De apothekersassistent en klant zijn niet allebei even open

De machtspositie van apothekersassistent en klant verschilt

Jouw rol hangt samen met dat wat de ander van jou verwacht: wat is zijn of haar *verwachtingspatroon*? Het is de kunst om zoveel mogelijk aan het verwachtingspatroon van een klant te voldoen, mits die verwachtingen passen bij de beroepsmatige relatie die je met hem of haar hebt en niet in strijd zijn met jouw persoonlijke principes.

Bedenk een aantal verwachtingen waaraan een goede apothekersassistent volgens jou moet voldoen.

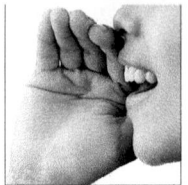

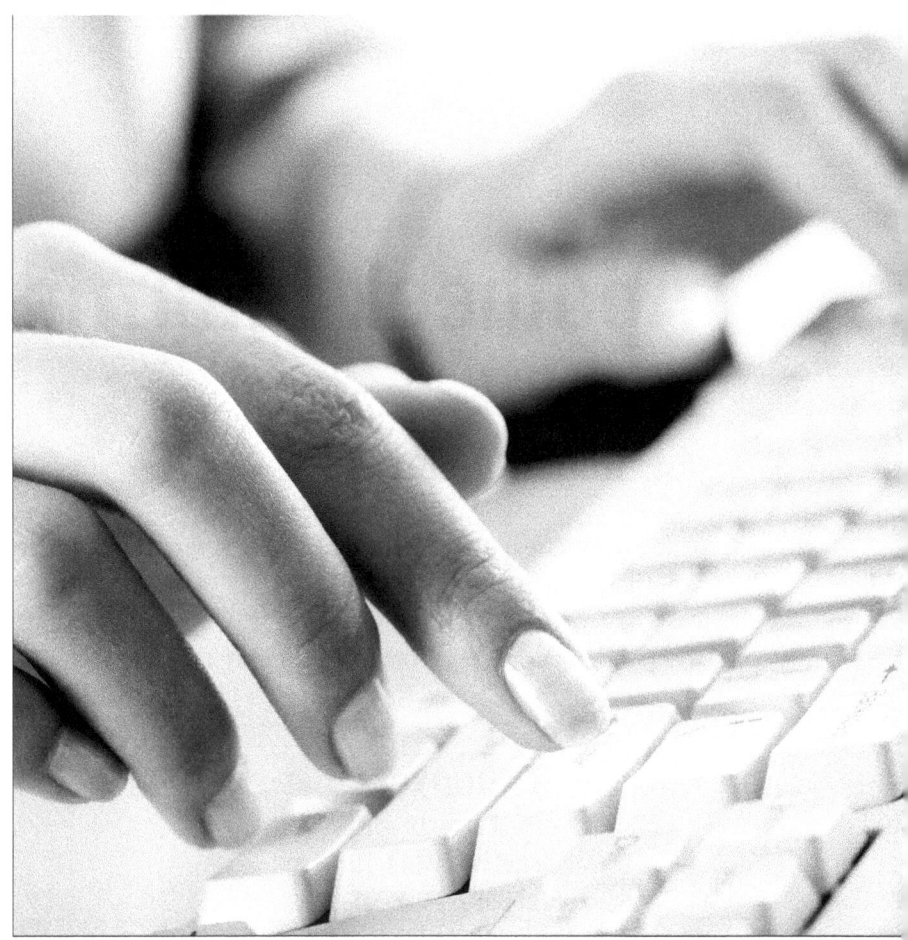

hoofdstuk 6
● Administratieve taken

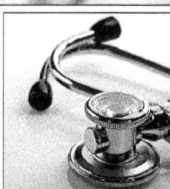
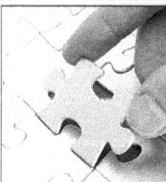
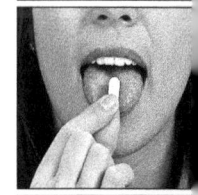
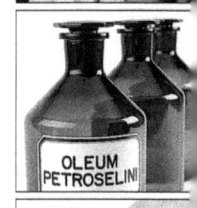
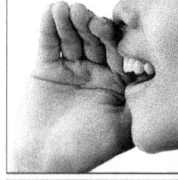
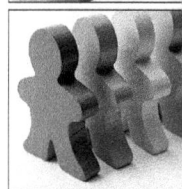
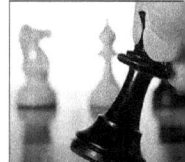

Een apothekersassistent is niet alleen bezig met het verstrekken van geneesmiddelen aan klanten, er moeten elke dag ook de nodige administratieve taken verricht worden. Het Apotheek Informatie Systeem bijwerken, bestellingen plaatsen, brieven en mails sturen naar leveranciers of collega's, enzovoort.

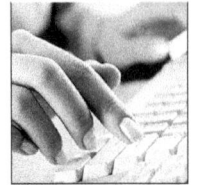

Apotheek Informatie Systeem

6.1. Gegevens invoeren

Alle informatie over klanten en de aan hen verstrekte medicijnen wordt ingevoerd in het Apotheek Informatie Systeem (AIS).

Voer onderstaande recepten in de computer in.

R. Donkers
huisarts
Weerdsingel 36, 9444 TD Assen
Tel 0592-23 45 51

12-05-2010

R/ zure oordruppels met 1% HCA

S. 3dd. 3 druppels as

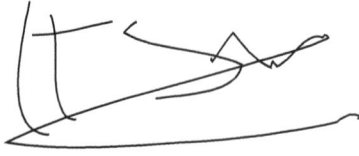

Margarita Jolink
Van Humboldtstraat 75
9422 LR Assen

Persoonsgegevens

Naam:	Margarita Jolink
Leeftijd:	18
Geboortedatum:	23-04-1992
Adres:	Van Humboldtstraat 75, 9422 LR Assen
Telefoon:	0592-745525 / 06-22567312
Burgerservicenummer:	045373944
Verzekering:	Zilveren Kruis
Polisnummer:	233.663.737

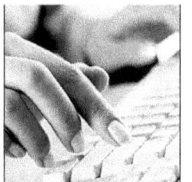

R. Willemen
huisarts
Zwanenkamp 16, 2544 TD Den Haag
Tel 070-234 44 55

15-06-2009

R/ amoxycilline 250 mg/5 ml 100 ml
S. dd 4 ml (=200 mg)

Kind weegt 20 kg.

Joep Gielissen
Roteblaan 3
2548 GE Den Haag

R. Willemen
huisarts
Zwanenkamp 16, 2544 TD Den Haag
Tel 070-234 44 55

12-06-2009

R/ paracetamol supp 250 mg no 15

S. z.n. 2-3 dd

R/ xylometazolyne 0,05%
S. 3xdd

Joep Gielissen
Roteblaan 3
2548 GE Den Haag

Persoonsgegevens

Naam:	Joep Gielissen
Leeftijd:	5 jaar
Geboortedatum:	19-07-2005
Adres:	Roteblaan 3, 2548 GE Den Haag
Telefoon:	070-6442389
Burgerservicenummer:	034826014
Verzekering:	Zilveren Kruis
Polisnummer:	233.881.664

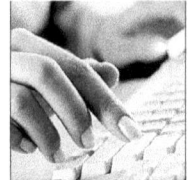

Kassahandelingen

6.2 btw doorberekenen

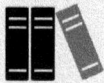 • Basiswerk AG: Praktijkorganisatie voor apothekersassistenten
(ISBN 978 90 313 5442 9)

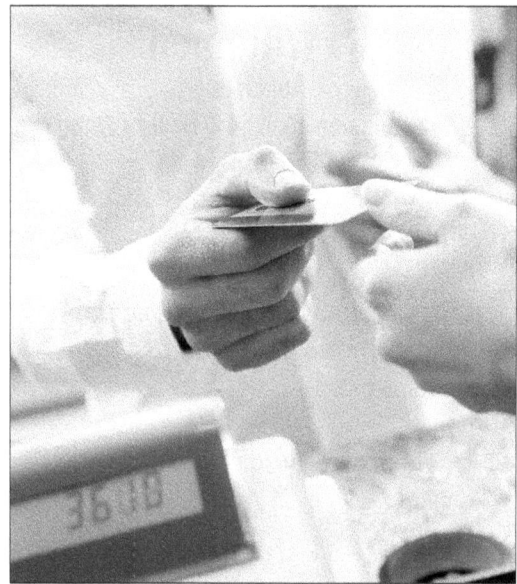

Een apothekersassistent verricht ook kassahandelingen. Natuurlijk moet dit secuur gebeuren zodat aan het eind van de dag de kassa klopt.

De overheid heft op alle geleverde artikelen en diensten de zogenaamde omzetbelasting. Deze heet btw (belasting over de toegevoegde waarde). De hoogte van de btw kan verschillen:
- 0% bij verkoop aan het buitenland
- 6% bij verkoop van onder andere medicijnen, voedingsmiddelen (behalve alcohol), entree voor musea en boeken
- 19% bij verkoop van overige artikelen en diensten

De apothekersassistent berekent het btw-bedrag en telt dat bij de kostprijs van het artikel op.
De klant betaalt de btw dus aan de apotheek.
Maar op zijn beurt moet de apotheek alle binnengekomen btw weer afdragen aan de Belastingdienst.

Zoek het antwoord op de volgende vragen.

1. Wat is het doel van de btw-heffing?

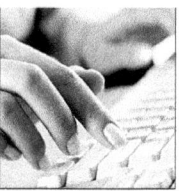

2. Een klant moet € 7,87 afrekenen en betaalt met een briefje van € 50,- . Hoeveel krijgt hij terug? Met welke bankbiljetten en munten kun je hem het beste geld teruggeven?

3. Een zelfzorgmedicijn kost € 7,22, inclusief btw. Welk bedrag moet afgedragen worden aan de Belastingdienst?

4. De aanschaf van een vitrinekast kost € 1.100,-, inclusief btw. Wat kost deze kast zonder btw?

5. Omdat je bij wil blijven op je vakgebied koop je studieboeken ter waarde van € 96,54. Welk bedrag aan btw is in deze prijs verwerkt?

6. Een zelfzorgmedicijn kost € 6,88, exclusief btw. Hoeveel btw komt daar nog bij?

7. Je doet inkopen voor de gezamenlijke lunch op het werk. De broodjes, beleg en melk kosten samen € 20,76.
Welk bedrag aan btw is in dat bedrag opgenomen?

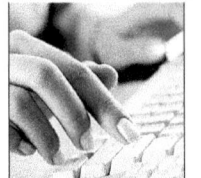

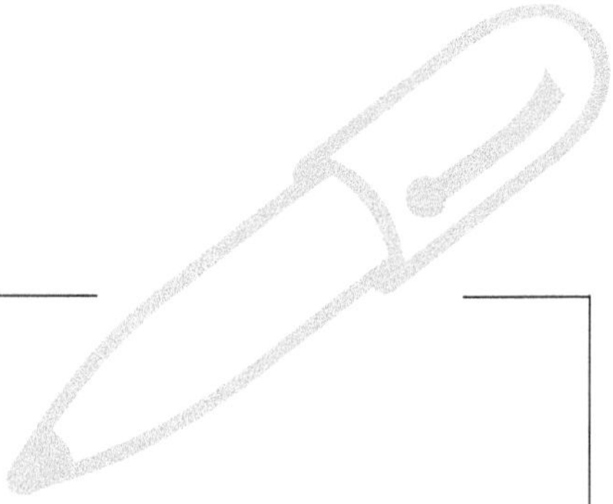

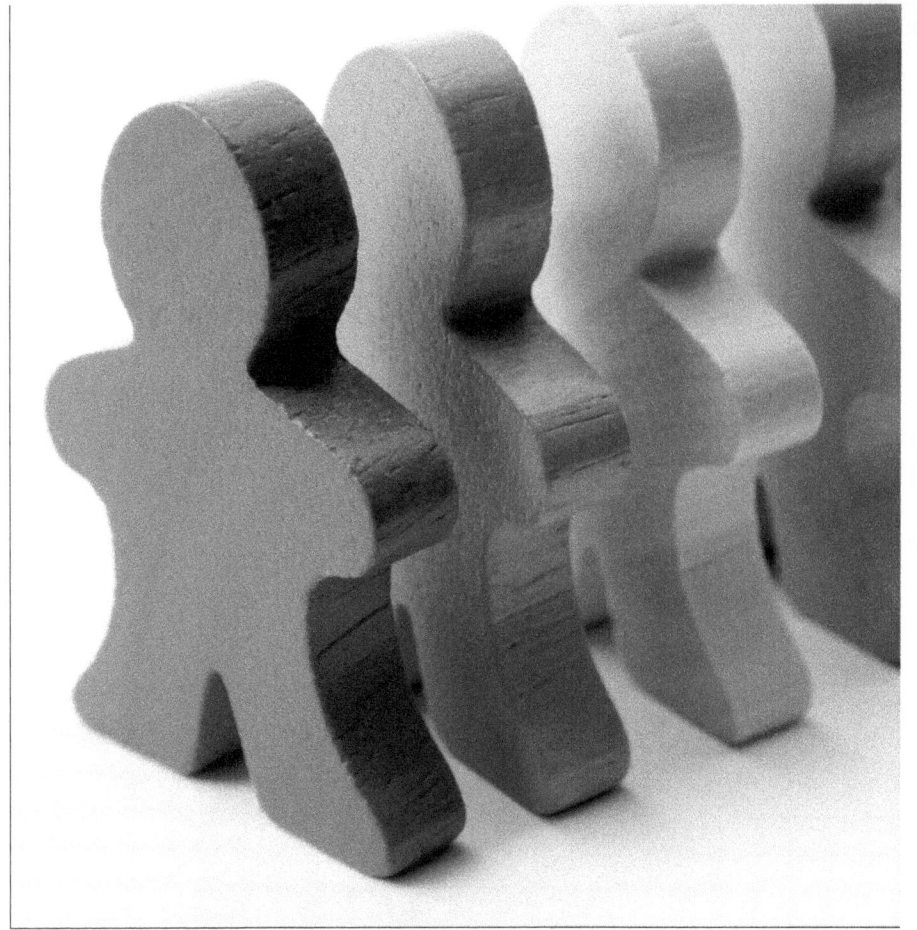

hoofdstuk 7
De maatschappij en jij

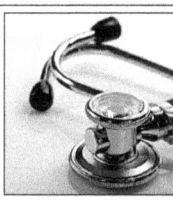
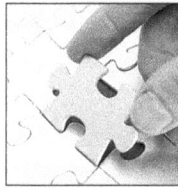
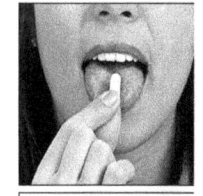
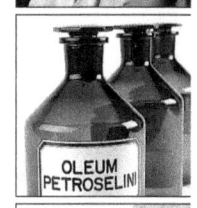
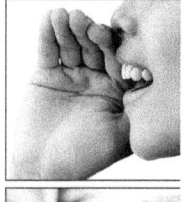
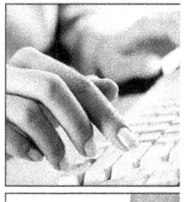
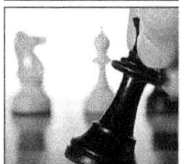

Als apothekersassistent sta je midden in de samenleving. Het is belangrijk dat je weet hoe de gezondheidszorg in Nederland geregeld is. Maar ook hoe er in de samenleving gedacht en gesproken wordt over gezondheid. Een goede apothekersassistent heeft geen 'medische oogkleppen' op maar heeft oog en begrip voor andere meningen.

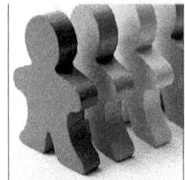

Organisatie van de gezondheidszorg

7.1 Nuldelijnszorg

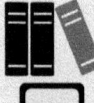

- Basiswerk AG: Inleiding in de gezondheidszorg (ISBN 978 90 313 4647 9)
- Basiswerk AG: Assistent en maatschappij (ISBN 978 90 313 5196 1)
- www.minvws.nl (> dossiers a-z > mantelzorg)

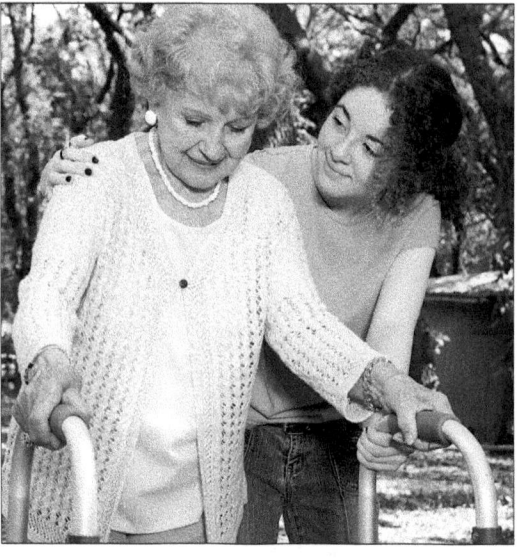

Een veelgebruikte indeling van de gezondheidszorg is het onderscheid tussen *eerstelijns-, tweedelijns- en derdelijnszorg*.
De eerstelijnszorg is zorg waar de patiënt direct naartoe kan, zonder verwijzing, zoals de huisarts, apotheek, fysiotherapeut of tandarts.
Tot de tweedelijnszorg horen zorgverleners waarvoor een verwijsbrief nodig is. Bijvoorbeeld: medisch specialisten.
Over derdelijnszorg spreek je als de patiënt opgenomen is in een instelling zoals een ziekenhuis of verzorgingshuis.

Daarnaast wordt ook wel eens gesproken over *nuldelijnszorg*, ook wel *informele zorg* of *mantelzorg* genoemd.

Zoek het antwoord op de volgende vragen.

1. Wat wordt bedoeld met *informele zorg*?

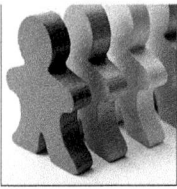

2. In welke twee categorieën wordt deze zorg verdeeld?

3. Hoeveel 'mantelzorgers' telt Nederland naar schatting?

4. Mantelzorg zorgt niet alleen voor *'meer handen aan het bed'* maar ook voor *'sociale cohesie'*. Wat wordt daarmee bedoeld?

5. Sommige mantelzorgers krijgen een vergoeding voor het werk dat ze doen. Wie betaalt hen en waar komt dat geld vandaan?

6. Apothekersassistenten geven vaak adviezen in het kader van de zelfzorg. Noem twee onderwerpen die vaak bij een zelfzorgadvies aan bod komen.

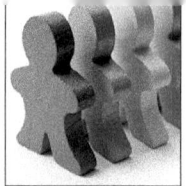

7.2 Complementaire zorg

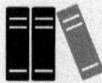 • Basiswerk AG: Inleiding in de gezondheidszorg (ISBN 978 90 313 4647 9)

 • www.nivel.nl (> alternatieve zorg > patiënten aan het woord over alternatieve zorg)

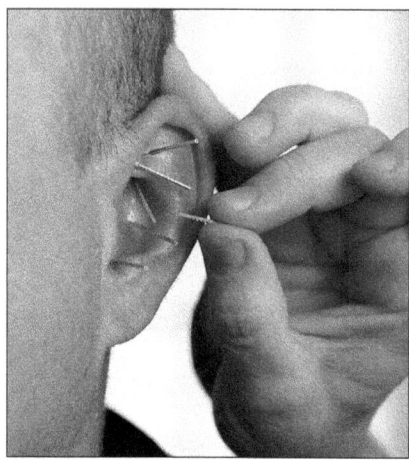

Een andere tak van de zorg is de zogenaamde *complementaire zorg*, ook wel alternatieve zorg genoemd. Deze is aanvullend op de bestaande (*reguliere*) zorg.
Steeds meer mensen gaan met hun klachten niet alleen naar de arts of specialist, maar kloppen ook aan bij een alternatieve behandelaar. Bekende voorbeelden zijn: homeopaten, manueel therapeuten en acupuncturisten.

Instituut Nivel heeft onderzoek gedaan naar de ervaringen van patiënten met alternatieve genezers.
Zoek het antwoord op de volgende vragen.

1. Hoeveel procent van de Nederlandse bevolking werd in 2003 behandeld door een alternatief behandelaar?

2. Wat zijn de belangrijkste conclusies van dit onderzoek?

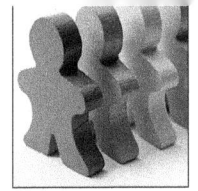

3. Tot de complementaire of alternatieve zorg behoren verschillende beroepen. Welke behandelaars worden het meest bezocht?

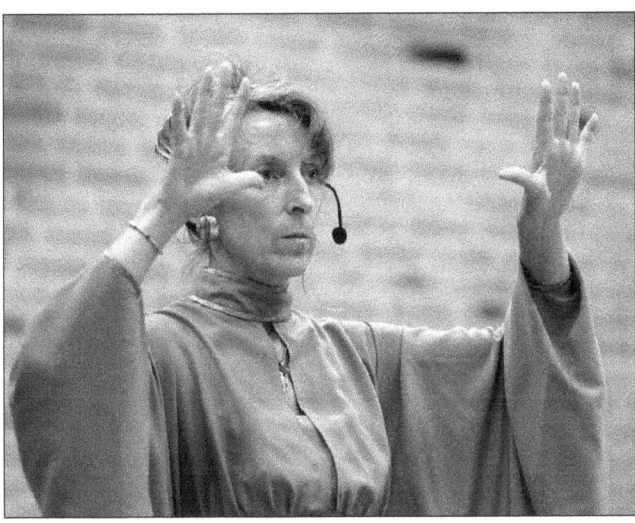

JOMANDA

Alternatieve geneeswijzen staan niet altijd in een gunstig daglicht. Een bekend voorbeeld is het geval van Sylvia Millecam. Deze bekende actrice leed aan borstkanker. Maar in plaats van naar een specialist te gaan, klopte ze aan bij Jomanda. Deze vrouw beweert dat ze over paranormale gaven beschikt. Volgens haar ging het niet om kanker maar slechts om een bacteriële infectie. Opereren was niet nodig. Sylvia Millecam geloofde dat. Een jaar later overleed ze, de kanker was helemaal uitgezaaid en niet meer te behandelen...

Praat met een paar studiegenoten over de volgende stellingen:

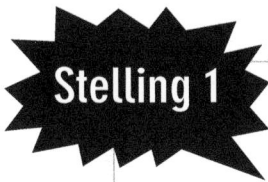

Stelling 1

Jomanda had Sylvia Millecam moeten doorverwijzen naar een 'echte' arts. Omdat ze dat niet deed is ze medeschuldig aan haar dood. Ze moet daarvoor bestraft worden.

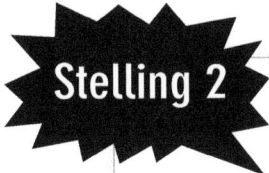

Stelling 2

Sylvia Millecam koos er zelf voor om zich door Jomanda te laten behandelen. Ze was slim genoeg om de risico's te kunnen inschatten. Dus kun je achteraf niet Jomanda verantwoordelijk stellen.

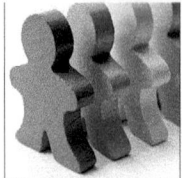

7.3 Interview

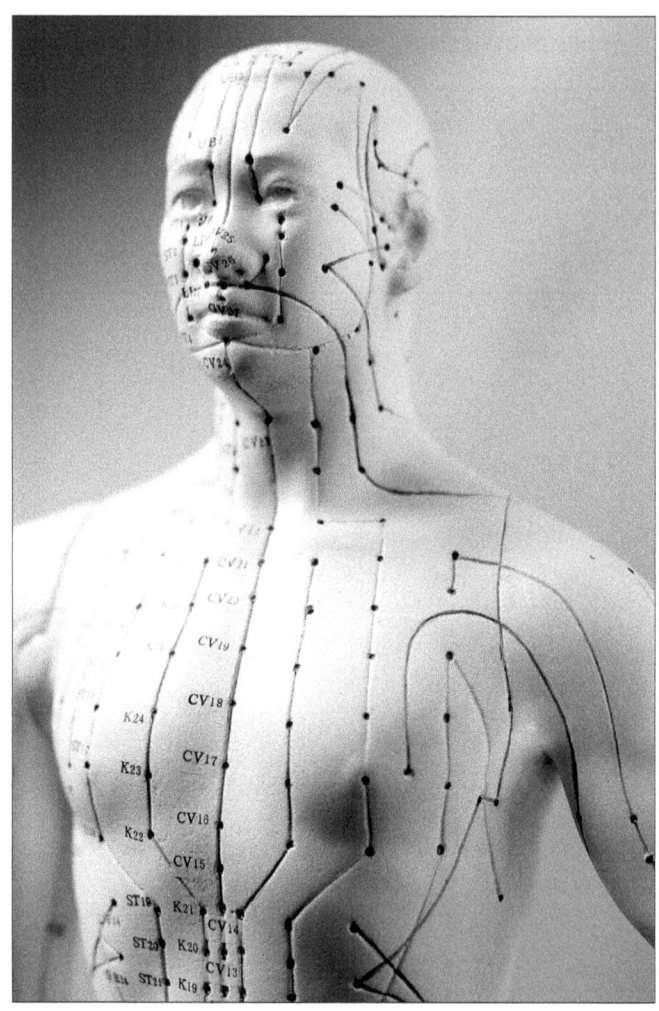

Er zijn veel verschillende opvattingen over alternatieve geneeswijzen. De een vindt het pure onzin en kwakzalverij, de ander zweert erbij. Hoewel jij je als apothekersassistent niet bezig zult houden met deze vormen van behandeling, is het toch zinvol om er iets van af te weten.

Een prima manier om je te verdiepen in alternatieve geneeswijzen is: zelf eens een kijkje nemen. Vorm een tweetal. Zoek op welke alternatieve genezers er bij jullie in de buurt praktijk houden. Kies één van hen uit voor een interview.

Voorbereiding
- Maak een afspraak met deze persoon. Leg uit wie jullie zijn, waarom je dit interview wilt afnemen, hoeveel tijd het kost en wat er met de resultaten gebeurt.
  Bevestig de afspraken via de mail of een kort briefje.

- Bedenk over welke onderwerpen jullie informatie willen hebben. Formuleer voor elk onderwerp een aantal concrete vragen. Je kunt iemand ook stellingen voorleggen, bijvoorbeeld: "Sommige mensen vinden homeopathie grote onzin. Wat vindt u daarvan?"

- Spreek af wie welke vragen stelt en hoe je de antwoorden verwerkt: wie maakt aantekeningen, ga je het gesprek opnemen?
  Bedenk van tevoren ook of jullie foto's willen maken en zo ja welke.

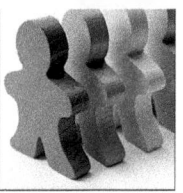

Uitvoering

- Stel jezelf voor. Leg nogmaals uit wat de bedoeling is van het gesprek en wat je met de informatie gaat doen. Vraag eventueel toestemming voor het maken van geluidsopnamen of foto's.

- Stel één vraag per keer en geef de geïnterviewde tijd om een antwoord te geven. Begrijp je niet wat de geïnterviewde persoon bedoelt, doe dan niet alsof je het wel begrijpt maar vraag gerust door.

- Let op de tijd en zorg dat je niet zo lang door blijft praten over één onderwerp dat er geen tijd meer is voor de andere vragen.

- Vat na elke vraag het antwoord kort samen om te controleren of je het goed begrepen hebt.

- Bedank de persoon na afloop voor haar of zijn medewerking en vertel wanneer je hem of haar een exemplaar van jullie verslag toestuurt.

Uitwerking

- Werk het interview zo snel mogelijk uit. Hoe langer je hiermee wacht, hoe groter de kans dat je dingen vergeet of je eigen notities niet meer kunt ontcijferen!

- Begin het verslag met een korte beschrijving van hoe je het hebt aangepakt:
    - wie hebben jullie uitgekozen om te interviewen?
    - waarom hebben jullie juist deze persoon uitgekozen?
    - hoe hebben jullie de afspraak gemaakt?
    - hoe hebben jullie jezelf op het interview voorbereid?

- Beschrijf daarna het interview: welke vragen hebben jullie gesteld en hoe werd daarop geantwoord?

- Beschrijf de praktijk van de geïnterviewde persoon. Verwerk daarin bij voorkeur ook een aantal foto's.

- Eindig het verslag met een eindconclusie. Wat vinden jullie van deze vorm van behandelen? Is jullie beeld daarvan veranderd door het interview? Zien jullie jezelf ooit bij een behandelaar als deze aankloppen? Enzovoort.

- Ontwerp tot slot een kaft voor het verslag en vergeet niet om de geïnterviewde persoon een exemplaar toe te sturen!

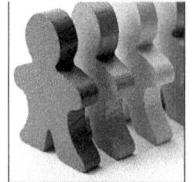

Discussies in de samenleving

7.4 Gehoorbeschadiging bij jongeren

 • www.mp3check.nl (> test)

Jongeren en muziek horen bij elkaar. Dat is altijd zo geweest en zal altijd zo blijven. Dankzij de mp3- speler is het mogelijk om de hele dag door naar je favoriete muziek te luisteren, waar je ook bent. En dus zie je overal jongeren met 'oortjes' in.
Muziek klinkt vaak beter als hij hard staat. En wat blijkt: bij maximaal volume kan de geluidssterkte van een mp3-speler oplopen tot 135 dB. Dat is evenveel als een startend vliegtuig!

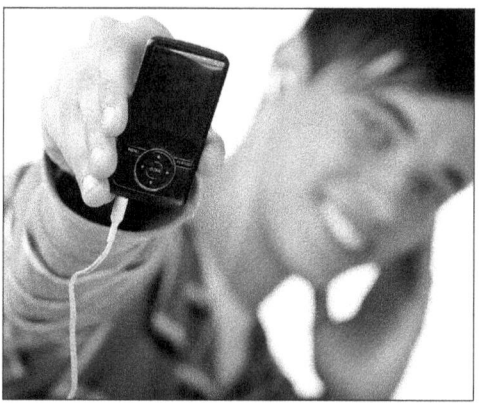

Voer een snelle inventarisatie uit onder je studiegenoten:

Hoeveel procent heeft een mp3-speler?	procent
Hoe lang wordt er per dag gemiddeld naar die mp3-speler geluisterd?	minuten / uur
Wat is de langste genoemde tijdsduur?	minuten / uur

Ga naar www.mp3check.nl en doe de test.
Kan de manier waarop jij je mp3-speler gebruikt leiden tot gehoorbeschadiging?

Lees het krantenartikel op de volgende pagina en bespreek dit met elkaar. Bijvoorbeeld:
- Ga jij vaak naar een popconcert of een disco waar de muziek erg hard staat?
- Herken je de uitspraak: "Toen ik na afloop weer buiten stond hoorde ik nog een half uur gepiep in mijn oren!"?
- Wat zou jij doen als je dj van beroep was?

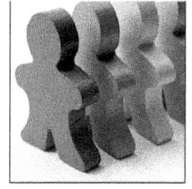

Bron: Volkskrant 7 november 2008

Zes dj's doen gehoortest: schade hebben ze alle zes

▶ Sander Lantinga van BNN verstaat niemand in de disco en Paul Rabbering (KRO) heeft het gehoor van een 75-jarige.

Van onze verslaggeefster
Maud Effting

AMSTERDAM Zes dj's van popzender 3 FM hebben gehoorschade opgelopen door hun werk en het luisteren naar muziek. De zes lieten zich deze week testen door de Nationale Hoorstichting. Het resultaat: twee dj's met forse gehoorschade, twee met redelijke gehoorschade en twee met lichte gehoorschade.

KRO-dj Paul Rabbering (29) bleek de slechtste oren te hebben."Hij heeft het gehoor van een 75-jarige", zegt audioloog Jan de Laat van het Leids Universitair Medisch Centrum (LUMC). "Hij zet zijn koptelefoon altijd loeihard." Rabbering heeft er naar eigen zeggen in het dagelijkse leven weinig last van. "Ik heb niet echt moeite om gesprekken te volgen. Maar als het stil is hoor ik een lichte suis. Alsof je een mok op je oren zet. Heel vervelend. Dan lig je op het strand en dan denk je: eindelijk rust. Maar ik denk dan: ik hóór iets."

BN-dj Sander Lantinga (32) heeft

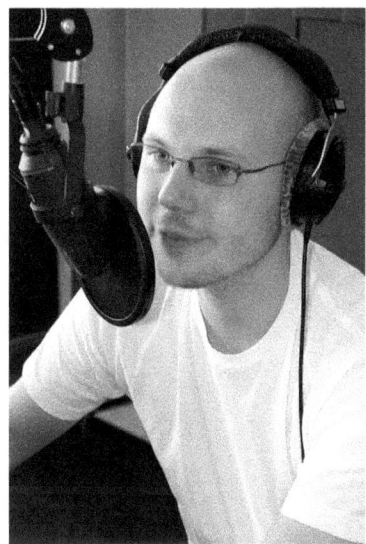

volgens De Laat de oren van een 60-jarige. "Aan de telefoon of in mijn radiowerk heb ik er geen last van", zegt Lantinga. "Maar als ik in een disco sta, dan kun je in mijn oren blijven schreeuwen. Ik kan rustig vier keer "wat?" zeggen, en dan versta ik het nog niet. Vroeger zei ik soms gewoon maar ja of nee."

Inmiddels doet hij oordoppen in tijdens concerten. "Laatst was ik ze vergeten. Toen heb ik twee sigarettenfilters in mijn oren gestopt. Het ziet er niet uit. Maar als ik daardoor vijf jaar langer kan horen, dan doe ik dat."

In Nederland zijn zo'n 120.000 jongeren met gehoorproblemen. Jaarlijks komen daar 20.000 jongeren bij. Volgens audioloog Jan de Laat van het LUMC is eenmaal opgelopen gehoorschade niet meer te herstellen. Hij ziet in het ziekenhuis steeds meer jongeren met gehoorschade langskomen; volgens hem komt er een 'probleemgeneratie' aan die steeds slechter hoort. "Vroeger zetten mensen walkmans niet zo hard, omdat het geluid werd vervormd. Maar bij de huidige mp3-spelers blijft het geluid onvervormd tot 130 decibel. En zo hard zetten mensen hem soms dus ook."

De Hoorstichting is blij dat de dj's meewerkten. "We proberen al lang om bekende mensen hierover te laten praten", zegt een woordvoerder. "Heel veel muzikanten –ook klassieke musici– hebben hier last van. Maar het ligt gevoelig, want slechte oren passen niet in de wereld van de showbizz."

Bij festivals worden nu soms oordoppen uitgedeeld. "Maar wij zijn niet zo blij met gewone herriestoppers", zegt hij. "Er zijn betere oordoppen in de handel die alleen het schadelijke geluid eruit filteren".

Dj Giel Beelen lijkt er met lichte schade goed vanaf te komen. "Ik ben verbaasd want ik hou er totaal geen rekening mee". Dj Gerard Ekdom is bezorgder. Hij liep 'redelijke schade' op bij concerten van Robbie Williams en de Simple Minds. "Ik voelde meteen: dit gaat niet goed", zegt hij. "Ik heb drie weken een piep gehoord. Nu neem ik geen risico meer; ik neem constant die doppen mee. De muziek bij concerten staat steeds harder. Laatst bij Madonna kreeg ik er hartkloppingen van."

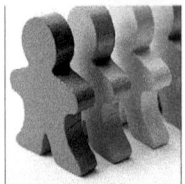

7.5 Voorlichtingsflyer

Uit onderzoek naar mp3-spelers komen onder meer de volgende conclusies naar voren:

- De geluidssterkte van mp3-spelers die voluit staan bedraagt 115-135 dB.
- Oortelefoontjes zijn beduidend schadelijker dan koptelefoons.
- 5 uur per week naar een mp3-speler luisteren met een geluidssterkte van 90 dB of meer levert blijvende gehoorschade op.
- Klachten die veroorzaakt worden door mp3-spelers zijn: oorsuizingen, verminderde gevoeligheid voor hoge tonen (alles klinkt doffer) en doofheid.
- Jaarlijks treden deze klachten op bij 20-25.000 jongeren.
- De meeste jongeren en ouders zijn zich niet bewust van deze risico's.

Voer de volgende opdrachten uit in een groepje.

1. Stel dat jullie de minister van Volksgezondheid moesten adviseren. Welke maatregelen zouden jullie voorstellen om dit snel oprukkende gezondheidsprobleem te beteugelen?

2. Maak twee korte maar overtuigende flyers over de risico's van mp3-spelers. Eén flyer gericht op jongeren, de andere op ouders. Maak je verhaal aantrekkelijk met plaatjes.

   Vergelijk jullie flyers met die van de andere groepjes. Welke is het meest overtuigend en waarom?

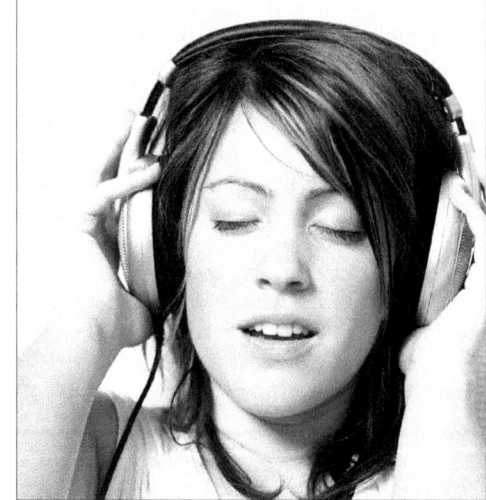

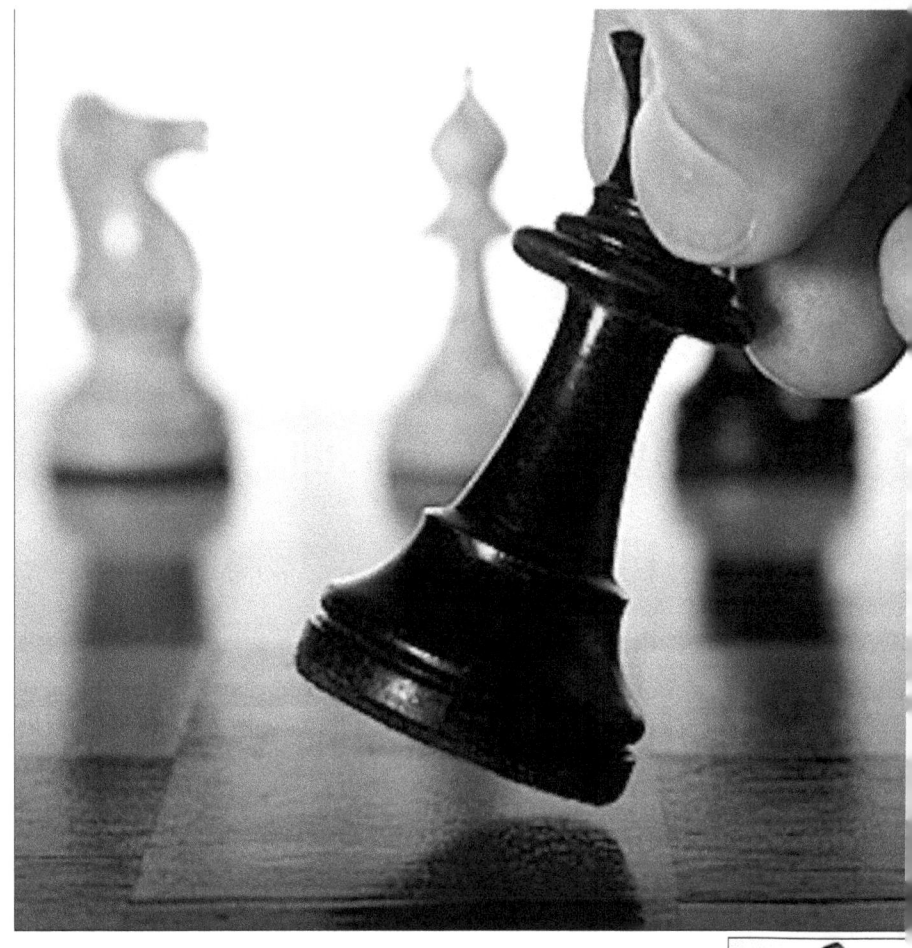

hoofdstuk 8
Persoonlijke groei

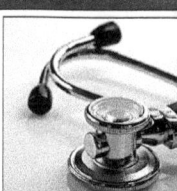
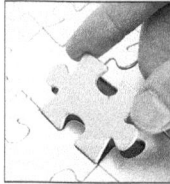
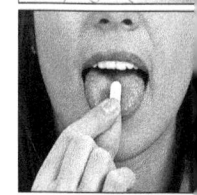
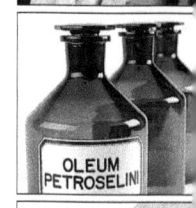
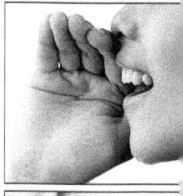
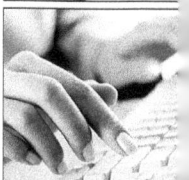
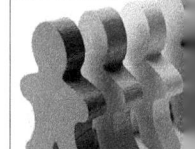

Mensen leren hun hele leven, vanaf de dag dat ze geboren worden tot het moment waarop ze hun laatste adem uitblazen. Van alles wat je meemaakt steek je wel iets op.
Je kunt het aan het toeval overlaten wat je leert of zelf een koers uitstippelen. In dat geval heb je zelf invloed op hoe je leert. Hoe slimmer je het aanpakt, hoe sneller en beter je leert. Tijdens je opleiding en straks in je baan als apothekersassistent.

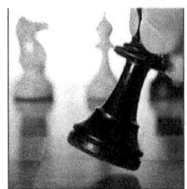

Persoonlijke leerstijl

8.1 Dominante leerstijl

 • www.lerenleren.majestic-communications.com/test

Je kunt op allerlei manieren leren. Hoe je leert hangt samen met wat je wilt bereiken. Waarom leer jij eigenlijk? Jan Vermunt, hoogleraar aan de Universiteit Utrecht, onderscheidt verschillende leerstijlen.

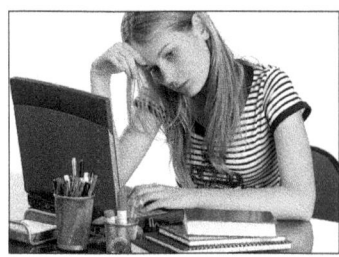

Reproductiegericht leren
Sommige studenten zien leren als een kwestie van zorgen dat je datgene wat in de boeken staat of wat door de docenten wordt verteld zo exact mogelijk kunt navertellen of nadoen. Leren is een kwestie van hard werken en vraagt om het nodige stampwerk. Deze studenten vinden het prettig om regelmatig een toets te maken maar vinden het vervelend als er in die toets dingen gevraagd worden die niet letterlijk in het boek staan. De motivatie om te leren komt vooral van buiten, bijvoorbeeld omdat de docent daartoe de opdracht geeft.

Betekenisgericht leren
Andere studenten zijn meer bezig met de vraag waar het allemaal over gaat. Wat is de betekenis van al die feiten, wat is de grote lijn van het verhaal en het verband tussen al die losse details? Zij leren niet alleen omdat iemand dat van hen vraagt, maar vooral ook omdat ze zelf willen weten hoe het zit.

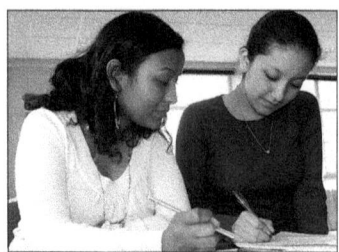

Toepassingsgericht leren
Weer een andere groep laat zich vooral leiden door de vraag: *Wat heb ik hier aan?* Zij willen steeds weten wat het praktische nut is van de kennis en vaardigheden die hen voorgeschoteld worden. Als dat niet meteen duidelijk is, dan zijn ze niet erg gemotiveerd om te leren.

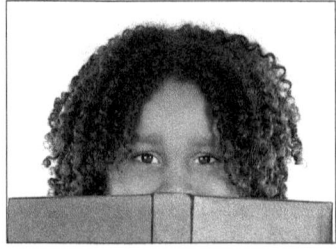

Ongericht leren
Tot slot zijn er mensen die niet zo'n duidelijk plan voor ogen hebben. Zij kiezen niet doelgericht voor een bepaalde opleiding ("Dit wil ik later worden") maar gaan vooral op hun gevoel af ("Misschien is dit wel een leuke opleiding"). Wat ze leren en hoe ze leren hangt dus meer af van het toeval.

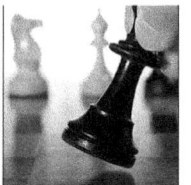

Je kunt op verschillende momenten verschillende leerstijlen toepassen. Maar vaak is één bepaalde leerstijl *dominant*. Deze manier van leren pas je het vaakste toe omdat hij jou het gemakkelijkste af gaat.

Doe de leerstijltest en ontdek welke manier van leren jij meestal voorrang geeft. Noteer je score hieronder.

Leerstijl	Score
Reproductiegericht	
Betekenisgericht	
Toepassingsgericht	
Ongericht	

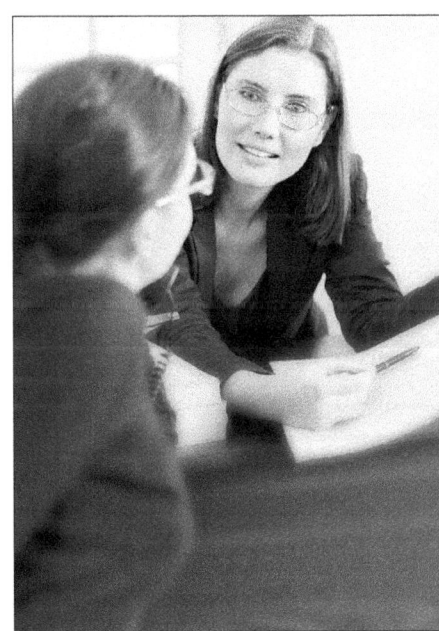

Elke leerstijl heeft voor- en nadelen, de ideale leerstijl bestaat niet. Je komt het verste als je meerdere leerstijlen toepast.

Leer jij vooral reproductiegericht? Daar is niks mis mee, maar het kan geen kwaad om soms ook eens wat verder te kijken en je af te vragen wat de diepere betekenis is van de dingen die je in je opleiding leert.

Leer jij vooral betekenisgericht? Dat is prima, maar soms is het handig als je ook reproductiegericht bezig kunt zijn. In elke opleiding en elk beroep zijn er nu eenmaal dingen die je "domweg" uit je hoofd moet leren.

Leer jij vooral toepassingsgericht? Bedenk dan dat dingen waar je op dit moment het nut niet meteen van inziet later toch van pas kunnen komen.

Leerstijlen waarop je nu laag scoort kun je verder ontwikkelen. Je studieloopbaanbegeleider kan je daarbij helpen. Bespreek de uitslag van deze test daarom met hem of haar en bedenk samen een aanpak om andere manieren van leren verder te ontwikkelen.

Stel jezelf daarnaast regelmatig de vraag:

"Het is fijn dat ik elke keer mijn toetsen haal. Maar snap ik ook echt waar het om gaat?"

"Ik krijg een steeds beter beeld van het beroep van apothekersassistent. Maar besteed ik ook genoeg aandacht aan alle praktische kennis en vaardigheden die ik daarvoor nodig heb?"

"Ik kijk kritisch naar het nut van de dingen die ik hier leer. Maar zou het zo kunnen zijn dat dingen die me nu zinloos lijken later toch nuttig blijken?"

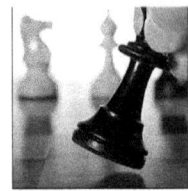

8.2 Goede voornemens

Iedereen heeft van tijd tot tijd 'goede voornemens'. Maar die zakken snel weg als je er niet regelmatig aan herinnerd wordt.
Hieronder staan twee lege wandtegels. Bedenk een goed voornemen voor jouw persoonlijke manier van leren en noteer dit in de bovenste tegel.
Welke voornemens hebben je studiegenoten bedacht?
Zit daar een uitspraak bij die ook voor jou op gaat? Noteer deze dan op de onderste tegel.

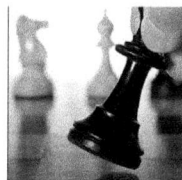

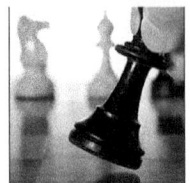

GPSR Compliance

The European Union's (EU) General Product Safety Regulation (GPSR) is a set of rules that requires consumer products to be safe and our obligations to ensure this.

If you have any concerns about our products, you can contact us on

ProductSafety@springernature.com

In case Publisher is established outside the EU, the EU authorized representative is:

Springer Nature Customer Service Center GmbH
Europaplatz 3
69115 Heidelberg, Germany

www.ingramcontent.com/pod-product-compliance
Ingram Content Group UK Ltd.
Pitfield, Milton Keynes, MK11 3LW, UK
UKHW051128200426
11947UKWH00040B/1545